Seguridad del Paciente

Seguridad del Paciente

Clara Chuma, Jacqueline Lincango, Pinargo Alexandra, Juan Ayala, Mercy Gualotuña, Evelyn Chávez, Ruth Telenchana, María Isabel Manguia, Dorita Rodriguez, Marisol Usiña, Viviana Mallitasig.

IMPORTANTE

La información aquí presentada no pretende sustituir el consejo profesional en situaciones de crisis o emergencia.

Para el diagnóstico y manejo de alguna condición particular es recomendable consultar un profesional acreditado.

Cada uno de los artículos aquí recopilados son de exclusiva responsabilidad de sus autores.

2020 Cuevas Editorial,
Diseño de Portada:
ISBN:
Impreso en Ecuador - Printed in Ecuador
Cualquier forma de reproducción, distribución, comunicación pública o transformación de esta obra solo puede ser realizada con la autorización de sus titulares, salvo excepción prevista por la ley.

ÍNDICE DE AUTORES

AUTORES
Clara Chuma
Licenciada en Enfermería Universidad Técnica del Norte 1995. Especialista de Enfermería en Medicina Crítica. Universidad Central del Ecuador. 2005.
Definiciones sobre Seguridad del Paciente

Jacqueline Lincango
Licenciada en Enfermería desde 1999, Magister en Enfermería Quirúrgica en el 2011, Experiencia laboral: Licenciada en Enfermería en el Hospital de Solca por 9 años, Docente en la Universidad Central del Ecuador por 2 años, Licenciada en Enfermería en el Hospital San Francisco de Quito por 7 años, 4 de ellos como Supervisora de Enfermería.
Metas avances y retos sobre la seguridad del paciente

Alexandra Pinargo Palma
Licenciada en Enfermería .Universidad Central del Ecuador 2008.
Magister Gerencia en Salud para el Desarrollo Local .Universidad Técnica Particular de Loja 2015.
Especialista en Podología.Universidad San Marcos.Perú 2017. Docente de Prácticas Universitarias.Universidad Central del Ecuador
2016.
Pensamiento sistémico aplicado a la seguridad del paciente

Juan Pablo Ayala
Licenciado en Enfermería, realizó internado en el Hospital Militar N 1 de Quito. Salud Rural en el centro de salud San Miguel de los bancos. Docente de Auxiliares de Enfermería, Fisioterapia y Parvularia en la Fundación Funcade.
Prácticas seguras administrativas

Mercy Gualotuña
Licenciada en Enfermería. Graduada en la Universidad Central del Ecuador 1993. Magister en Gerencia de Salud graduada en la Universidad Técnica Particular de Loja 2005. Enfermera de cuidado directo del Hospital Vozandes Quito 1997- 2016. Analista de Calidad en el Hospital Gineco-Obstétrico Nueva Aurora Luz Elena Arismendi 2017. Docente Técnico en la Universidad Católica del Ecuador 2018. Prácticas seguras asistenciales
Prácticas seguras asistenciales

Evelyn Chávez
Licenciada en Enfermería, Universidad Central del Ecuador (2009), Magister en Gerencia en Salud para el Desarrollo Local, Auditora en Calidad de Atención de los Servicios de Salud, Auditora Interna ISO 9001-2015, Instructora en Evaluación del Índice de Seguridad Hospitalaria ISH, se encuentra cursando un Doctorado en Ciencias de la Salud. Experiencia laboral en actividades Técnico - Administrativas del Departamento de Enfermería y asesorías a diferentes hospitales a nivel nacional en procesos de Acreditación Internacional, ejerció funciones como docente del área Práctica del módulo de enfermería para el cuidado integral de la Mujer, en la Universidad Central del Ecuador, ha desempeñado cargos como Jefatura de Enfermería (IESS), Supervisora del Servicio de Emergencia (IESS), Supervisora Rotativa (IESS), Analista de Calidad de la Subdirección Nacional de la Garantía de la Calidad de los Servicios de Salud- IESS y actualmente ejerce funciones como Asesora de la Coordinadora Provincial de Prestaciones del Seguro de Salud de Pichincha- IESS.
Prácticas seguras administrativas asistenciales

Ruth Margarita Telenchana.T.
Hospital Vozandes Quito como enfermera de cuidado directo. Realizó estudios de cuarto nivel y combinó su trabajo operativo y gerencial situación de compromiso y entrega, Trabaja en la maternidad de Nueva Aurora, área administrativa.
Prácticas seguras ambientales

María Isabel Manguia
Licenciada en Enfermería en la Universidad Central del Ecuador, Facultad de Ciencias Médicas, Escuela Nacional de Enfermería. Diplomado Superior en "Salud y Desarrollo Local" y la Especialidad en "Gerencia y Planificación Estratégica en Salud" en la Universidad Técnica Particular de Loja en 2005. Maestría en "Gerencia en Salud para el Desarrollo local" en la Universidad Técnica Particular de Loja en 2006. Jefe de Enfermeras en el Servicio de Hospitalización, 1998 a 2001. Jefe de Enfermeras Servicio de Hospitalización de 2003 a 2005. Jefe de Enfermeras del Servicio de Emergencia Hospital Vozandes Quito de 2009 a 2013. Coordinadora de Enfermería en el Servicio de Emergencia del Hospital General Docente de Calderón MSP en 2015. Docente de Práctica de la Universidad Central del Ecuador Escuela Nacional de Enfermería. Subdirectora de Enfermería en el Hospital Gineco Obstétrico de Nueva Aurora Luz Elena Arismendi. 2017.
Gestión de Calidad e Indicadores en el Ministerio de Salud Pública del Ecuador (MSP)

Dorita Rodriguez
Licenciada en enfermería en Roma-italia. Lic. de Enfermería en los Servicios de Ginecología Medicina Interna, Infectología en el Hospital Carlos Andrade Marín. Coordinadora de los Servicios Ambulatorios del Hospital General Docente de Calderón. Coordinadora de los Servicios de Emergencia y Consulta Externa en el Hospital Gineco-Obstetrico de Nueva Aurora Luz Elena Arismendi. Líder del servicio de Ginecología del Hospital Gineco-OBSTETRICO de Nueva Aurora Luz Elena Arismendi.
Calidad y calidez

Marisol Usiña
Enfermera profesional entregada a cuidar la salud del paciente.
Modelos de seguridad del paciente

Viviana Mallitasig
Licenciada en Enfermería-Universidad Regional Autónoma de los ANDES (2015) Actualmente me encuentro laborando en el Hospital General de Latacunga, capacitada para dar atención de enfermería con calidad, científico, técnico, humanístico, con poder de decisión y participación en la solución de los problemas de la salud.
El futuro de la Seguridad del Paciente

ÍNDICE

1. Definiciones sobre Seguridad del Paciente — 13
Clara Chuma

2. Metas avances y retos sobre la seguridad del paciente — 25
Jacqueline Lincango

3. Pensamiento sistémico aplicado a la seguridad del paciente — 39
Alexandra Pinargo Palma

4. Prácticas seguras administrativas — 51
Juan Pablo Ayala

5. Prácticas seguras asistenciales — 63
Mercy Gualotuña

6. Prácticas seguras administrativas asistenciales — 79
Evelyn Chávez

7. Prácticas seguras ambientales — 93
Ruth Margarita Telenchana.T.

8. Gestión de Calidad e Indicadores en el Ministerio de Salud Pública del Ecuador (MSP) — 109
María Isabel Manguia

9. Calidad y calidez — 127
Dorita Rodriguez

10. Modelos de seguridad del paciente — 139
Marisol Usiña

11. El futuro de la Seguridad del Paciente — 151
Viviana Mallitasig

CAPÍTULO 1

DEFINICIONES SOBRE SEGURIDAD DEL PACIENTE

Lcda. Clara Chuma

Clara Chuma

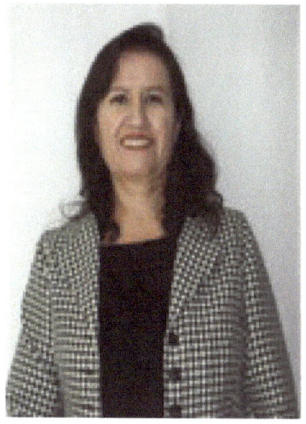

Licenciada en Enfermería Universidad Técnica del Norte 1995. Especialista de Enfermería en Medicina Crítica. Universidad Central del Ecuador. 2005.

Dedicatoria
"A mis padres por su apoyo incondicional me impulsaron para alcanzar mis sueños. Fueron muchas las maneras en que renunciaron a sus vidas por mi".

Introducción

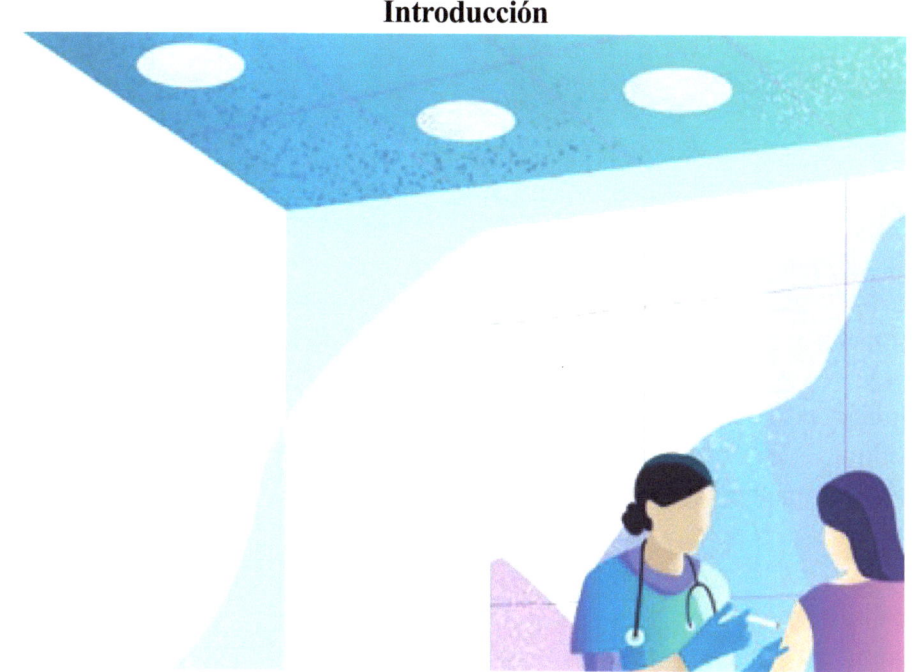

Hablar de seguridad del paciente actualmente es muy similar a hacer referencia a la calidad de atención que los prestadores de salud tanto estatales como particulares brindan a los usuarios o pacientes. De allí la importancia de familiarizarnos con los términos, mantenernos al tanto de los reportes institucionales, nacionales e internacionales de eventos adversos, infecciones asociadas a la atención de salud, de observar y desarrollar las mejores prácticas que se apliquen a nuestra realidad y lograr que dichas prácticas estén acordes a la normativa del organismo rector, de cada institución y amparadas bajo los estándares internacionales.

En lo cotidiano de nuestra actividad como trabajadores de la salud nos enfrentamos a una alta demanda de atención, situación que nos hace vulnerables ante el error de tal manera que generar registros que alerten sobre situaciones de riesgo es vital.

Los registros permiten que otros profesionales puedan aprender del error, esta técnica es vital en salud ya que los errores en estas disciplinas conllevan consigo costos muy altos para el paciente, su familia así como para el personal de salud por lo tanto dejar constancia de que existe un riesgo y que este riesgo puede llevarnos a cometer una falla en nuestro acciona como profesionales de la salud es un gesto de camaradería y ayuda a los profesionales que nos suceden.

Desde noviembre del 2016 contamos en el Ecuador con el "Manual de Seguridad del Paciente - Usuario" normativa desarrollada por el Ministerio de Salud Pública del Ecuador y que es la base legal que sigue este libro. En este primer capítulo revisaremos una serie de conceptos sobre la seguridad del paciente, según el Marco Conceptual de la Clasificación Internacional para la Seguridad del Paciente, versión 1.1.

Atención sanitaria
"Conjunto de servicios que reciben las personas o comunidades para promover, mantener, vigilar o restablecer la salud".
Ejemplo: Las campañas de vacunación.

Acción de mejora
Acción o circunstancia para mejorar cualquier daño producto de un evento.

Barrera de seguridad
Acción o circunstancia que sirve para reducir el número de eventos adversos o los atenúa.

Calidad en la atención en salud
Conjunto de acciones que reflejan la cultura de seguridad de una institución prestadora de atención sanitaria que garantiza la satisfacción total del paciente. Existe un capítulo sobre gestión de calidad en el presente libro.

Complicación
Daño o resultado clínico no esperado. Una complicación no es producto de la atención sanitaria sino de la propia enfermedad y/o condiciones del paciente6. (MSP, 2016).

Cuasi evento
Es un error que no causó daño grave gracias a la casualidad, prevención o atenuación.

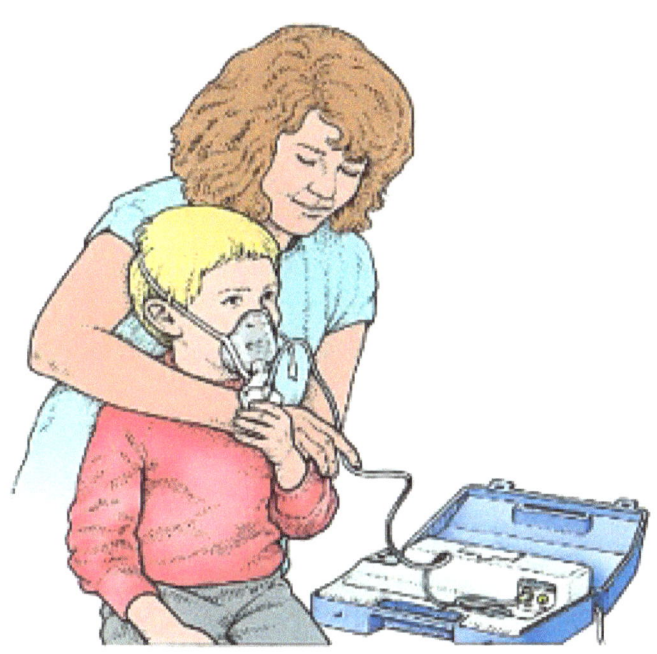

Cultura de seguridad
Es el ambiente en el que se desarrollan valores, actitudes, percepciones, competencias y patrones de comportamiento, tanto individuales como colectivos que evidencian el compromiso con altos estándares de calidad en el servicio de atención en salud.

Daño
Es la alteración de la estructura o función del organismo y/o todo efecto perjudicial derivado de ella.

Daño asociado a la atención sanitaria
Es el daño que deriva de los planes o medidas adoptados durante la prestación de atención sanitaria o que se asocia a ellos, no el que se debe a una enfermedad o lesión subyacente.
Ejemplo: neumonía asociada a la ventilación mecánica.

Efecto secundario
Es un efecto conocido, distinto del deseado primordialmente y relacionado con las propiedades farmacológicas de un medicamento.

Enfermedad
Es un daño que afecta la función fisiológica o psicológica.
Además de las enfermedades un daño son las lesiones, los sufrimientos, las discapacidades y la muerte.
El daño puede ser físico, social o psicológico.

Error por omisión
Es un error producto de una inacción
Ejemplo: No se administró la dosis correcta de medicamento.

Estándar de calidad
Son los niveles mínimo y máximo deseados, o aceptables de calidad que debe tener el resultado de una acción, una actividad, un programa, o un servicio. En otras palabras, el estándar es la norma técnica que se utilizará como parámetro de evaluación de la calidad.

Evento adverso
Evento que causa daño no intencional al paciente, no por la propia enfermedad y/o condiciones del paciente6. El evento adverso puede estar en relación con problemas de la práctica clínica, de los productos, de los procedimientos o del sistema.
Ejemplo: La caída de un paciente durante su hospitalización.

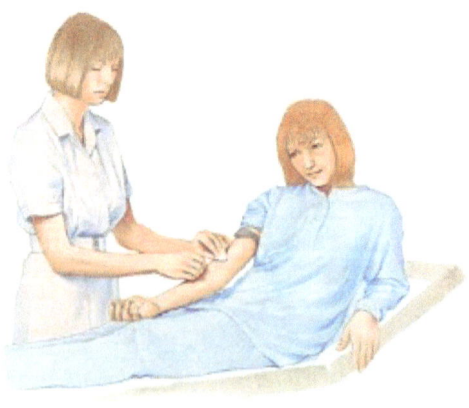

Evento centinela
"Es todo evento que haya derivado en la muerte del paciente o la pérdida permanente e importante de una función"6. Que también es prevenible y no es el resultado de la evolución natural de la enfermedad o tratamiento.

Medición o Monitoreo de la calidad
Es el proceso de recolección y análisis de datos para evaluar el grado de cumplimiento de los estándares, a través de indicadores.

Mejoramiento de la calidad
Es una metodología sistemática que introduce cambios concretos en los procesos de atención, a través de ciclos rápidos de mejora continua, lo cual facilita trabajar objetivos de mejoramiento.

Paciente
"Persona que recibe atención sanitaria", teniendo en cuenta que "la atención sanitaria incluye el cuidado de la salud por uno mismo.
Ejemplo: La señora Rodríguez ingresa a consulta externa por un chequeo de rutina a las 12 semanas de embarazo.

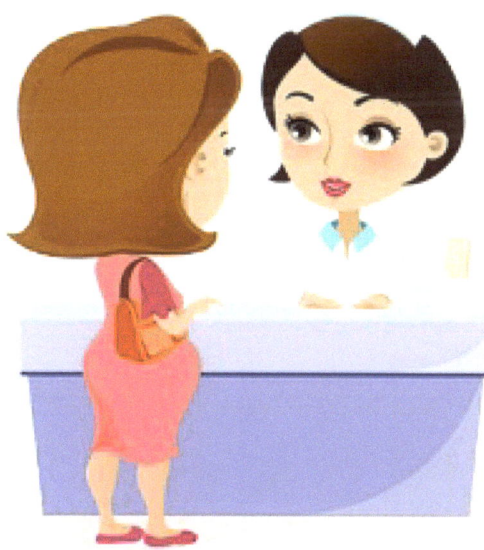

Reacción adversa a medicamentos

Es un daño imprevisto producto de un tratamiento justificado.

Ejemplo: "Salpullido en el paciente producto de la administración de un medicamento producto de una reacción alérgica"

Ejemplo: "náuseas tras la administración de morfina para aliviar el Dolor¨

Riesgo

Es la probabilidad de que un incidente o evento adverso ocurra

Salud

De acuerdo a la OMS: "un estado de completo bienestar físico, mental y social, y no solamente la ausencia de afecciones o enfermedades"5 (OMS, 1946).

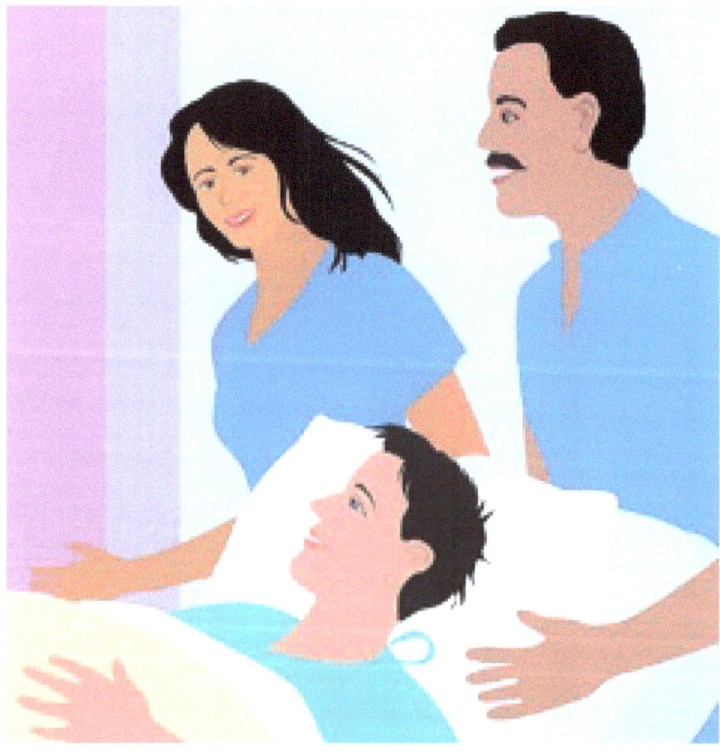

Seguridad del paciente

Es un conjunto de actividades sistemáticas encaminadas a reducir el riesgo de daño innecesario al paciente durante la atención sanitaria.

Ejemplo: El lavado de manos

Sistema de gestión del evento adverso

Conjunto de herramientas procedimientos y acciones utilizadas para identificar y analizar la progresión de una falla a la producción de un daño al paciente, con el propósito de prevenir o mitigar sus consecuencias. (Buenas prácticas en calidad y seguridad en la atención médica del paciente pag. 72).

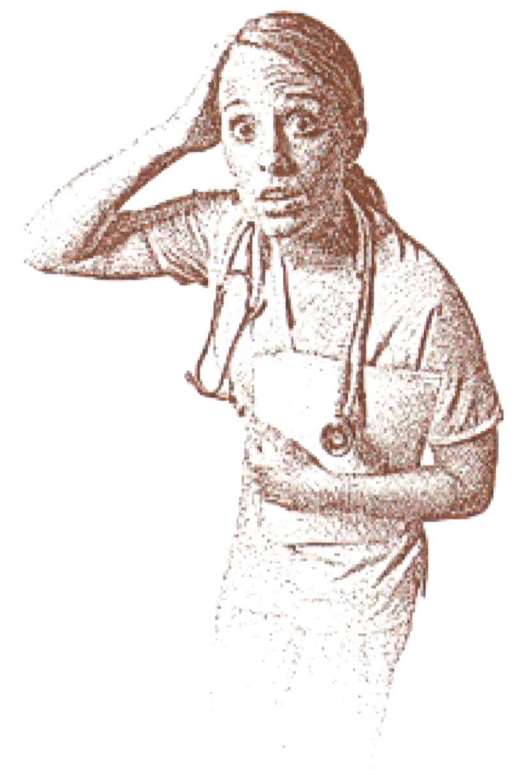

BIBLIOGRAFÍA

1. *Makary, M. A., & Daniel, M. (2016). Medical error—the third leading cause of death in the US. Bmj, 353, i2139.*
2. *Aranaz Andrés, J. M., & Aibar Remón, C. (2010). Estudio IBEAS Prevalencia de efectos adversos*
3. *en hospitales de Latinoamérica. Ministerio de Sanidad, Política Social e Igualdad, Secretaría General Técnica. Madrid: Ministerio de Sanidad, Política Social e Igualdad.*
4. *Asamblea Mundial de la Salud No. 55. (2002). Calidad de la atención:*
5. *seguridad del paciente. Ginebra: Organización Mundial de la Salud.*
6. *World Health Organization (WHO). (2016). Marco Conceptual de la*
7. *Clasificación Internacional para la Seguridad del Paciente, versión 1.1.*
8. *2009a.[Internet].*
9. *Official Records of the World Health Organizations, N° 2, p. 100, 1946.*
10. *Ministerio de Salud Pública del Ecuador, Manual de Seguridad del*
11. *Paciente, 2016.*

CAPÍTULO 2

METAS, AVANCES Y RETOS SOBRE LA SEGURIDAD DEL PACIENTE

Lcda. Jacqueline Lincango

Jacqueline Lincango

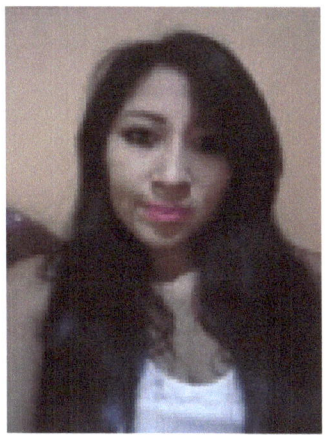

Licenciada en Enfermería desde 1999, Magister en Enfermería Quirúrgica en el 2011, Experiencia laboral: Licenciada en Enfermería en el Hospital de Solca por 9 años, Docente en la Universidad Central del Ecuador por 2 años, Licenciada en Enfermería en el Hospital San Francisco de Quito por 7 años, 4 de ellos como Supervisora de Enfermería.

Dedicatoria

Dedico este libro a mi familia por su apoyo incondicional y en especial a mis hijos Jonathan y Sebastián, los mejores tripulantes de mis sueños, y a Juan Pablo por su perseverancia para adaptarse y apoyarme a pesar de todo.

Introducción

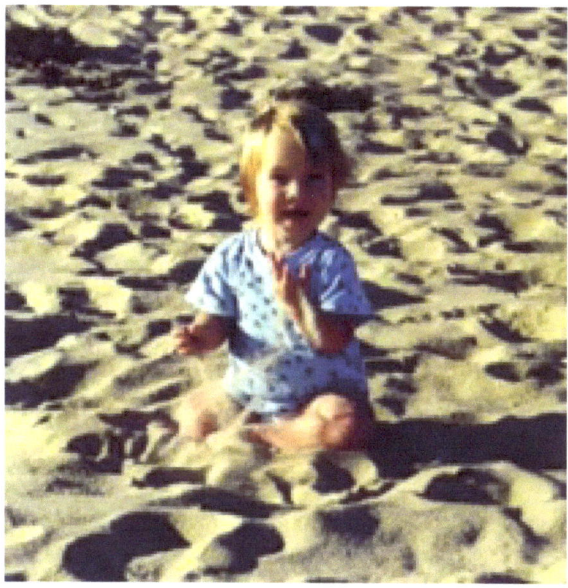

Fuente: "To Err is Human": Building a Safer Health System, Johns Hopkins Hospital

En el año 2000, el Instituto de Medicina publicó su informe histórico "Errar es humano: construir un sistema de salud más seguro". Lo que sorprendió ampliamente acerca de este informe en particular fue que en el se señalaba por primera vez el alcance de los daños evitables en el sistema de salud estadounidense. De hecho, en este informe se destacó que al realizar dos estudios muy amplios en Estados Unidos el primero en Colorado y Utah y el segundo en New York sus resultados mostraron que aproximadamente entre el 2.9 y 3.7 por ciento (respectivamente) de errores adversos se producían en las hospitalizaciones en los centros estudiados; de estos en Colorado y Utah el 6.6% fueron reportados como muertes y en New York el 13.6% lo cual al traducir a los 33.6 millones de admisiones que se dieron en 1997 en los Estados Unidos se deduce que los errores en la atención de salud costaron entre 44,000 y 98,000 muertes debido a daños evitables en los hospitales estudiados de los Estados Unidos[1].

Tras estas muertes, lo que no cuentan las estadísticas de daños evitables son las historias de cada una de las personas que han muerto.

Como sufrieron esta pérdida de sus seres queridos y sus comunidades a menudo no se escucha. Uno de los ejemplos más sentidos a nivel mundial es el que se presenta en la foto, Josie King, una niña de 18 meses que murió de deshidratación y shock séptico de una infección adquirida en el hospital Johns Hopkins en 2001.

¿Cómo podría ocurrir esto en una de las más grandes instituciones para niños en el mundo?

Y lo que es más apremiante, **¿cuántas historias como esta se están repitiendo en nuestro sistema de salud?**

Además de todas esas muertes prevenibles y el costo psicologio y soial que conllevan se estimó durante los años 90 que los costos económicos por daños prevenibles oscilaban entre $ 17 (Utah y Colorado) y $ 29 mil millones (New York) en los Estados Unidos.

El gasto antes mencionado se genera como resultado de la atención adicional que se necesita para compensar estos errores, la pérdida de ingresos y la disminución de productividad de las cabezas de hogar y sus cónyuges, y la discapacidad de los pacientes.

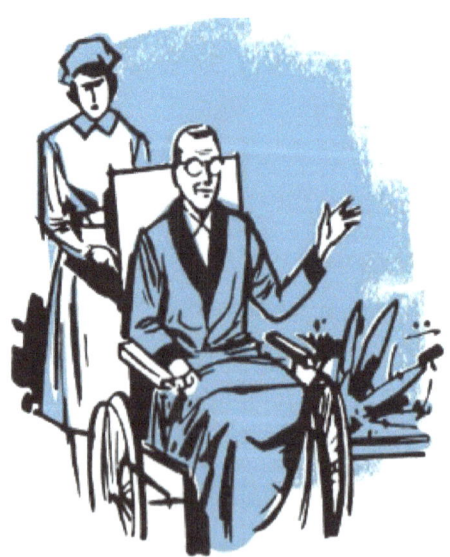

Los errores prevenibles que se presentan durante la atención de salud además generan un costo que generalmente no se toma en cuenta ya que cuando los pacientes ingresan al hospital esperan no sufrir daños asociados a la atención sanitaria, esto para los trabajadores de la salud, resulta en una disminución de su confianza profesional, y la consiguiente frustración, siendo que dichos profesionales acuden a sus sitios de prestación de salud tratando de mejorar la salud de sus usuarios y nunca van con la idea de causar daños prevenibles a sus pacientes, terminando así en muchas ocasiones en pagos por juicios de defensa o por seguros de mala práctica médica lo que encarece significativamente la atención sanitaria, por ejemplo en el año …..los profesionales de la salud pagaron un total de …… por seguros de mala práctica médica.

Y finalmente, los daños prevenibles generan un alto costo para nuestra sociedad, en la que contamos con un sistema de salud público al que todos aportamos con el pago de impuestos o con los aportes a la seguridad social, los gastos correspondientes al incremento en la demanda de atención sanitaria pueden ir desde una permanencia hospitalaria más larga hasta perdidas funcionales que generan discapacidad, se produce además una baja de la productividad de los trabajadores en el país o una menor asistencia escolar de los niños, lo que conlleva a presentar niveles más bajos en los indicadores del estado de salud de la población.

En este informe, "Errar es humano: construir un sistema de salud más seguro" cuando se identifican las áreas con mayor probabilidad de que se produzcan daños evitables se enlistan las unidades de cuidados intensivos, quirófanos y emergencia.

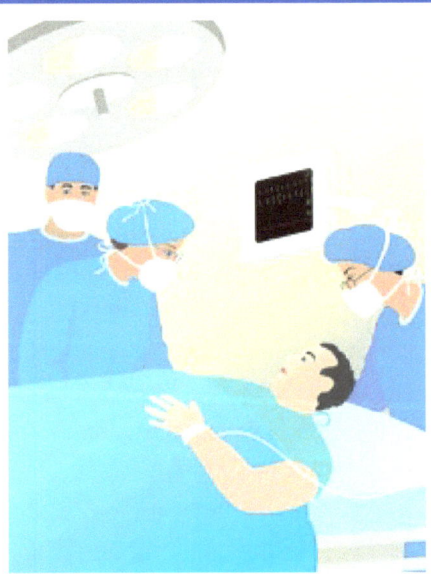

Los tipos de errores que se ven con mayor frecuencia, según "Errar es humano: construir un sistema de salud más seguro" son eventos adversos de medicamentos, transfusiones de sangre inapropiadas, lesiones quirúrgicas, cirugías en sitios erróneos, suicidios en el hospital, lesiones o muertes relacionadas con la inmovilización, caídas, quemaduras, úlceras por presión e identidad equivocada del paciente.

Una de las cosas que el informe del Instituto de Medicina de la Universidad John Hopkins pudo hacer fue señalar que la mayoría de los errores médicos no son resultado de la imprudencia individual o las acciones de grupos particulares, sino que son errores causados por nuestros sistemas, procesos y condiciones defectuosos. que llevan a las personas a cometer errores o a no prevenirlos.

Retos de la Seguridad del Paciente para Ecuador
El Sistema Nacional de Salud debe velar por que los daños causados por la atención sanitaria se reduzcan a su mínima expresión, de tal manera que los ecuatorianos podamos contar con un Sistema Nacional de Salud seguro para el paciente.

Para ello, es necesario que las todas las políticas de salud sean orientadas a generar un Sistema que priorice desde todos los ámbitos a la seguridad del paciente, adicionalmente es imprescindible la mejora de los servicios desde el punto de vista de infraestructura, el ratio entre la cantidad de profesionales y los pacientes que debe estar dentro de los estándares internacionales, esto permitirá contar con un sistema sanitario casi infalible y que ofrezca respuestas efectivas ante los eventos adversos.

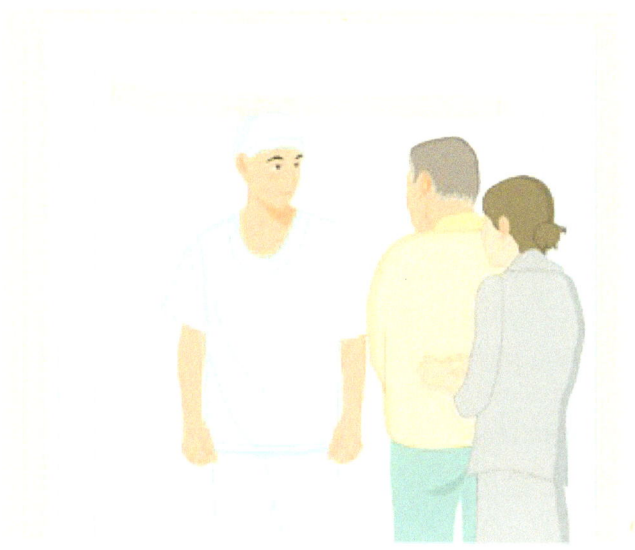

Cuatro estrategias para mejorar:
Primero, necesitábamos establecer un enfoque nacional para crear investigación, herramientas y protocolos nacionales que permitan mejorar la base de conocimientos sobre seguridad.

Desde la creación en 2016 del Manual de Seguridad del Paciente por parte del Ministerio de Salud Pública del Ecuador, contamos con un instrumento oficial para incorporar un sistema de seguridad del paciente en todos los centros de atención del país; sin embargo esta normativa nos ofrece un marco legal dentro del cual desenvolvernos pero hay mucho trabajo por hacer en el campo de la investigación dentro de lo cual uno de los primero puntos a determinar es cuantos eventos adversos se presentan en el Ecuador y cual es el costo real que tienen estos para el Sistema de Salud del país.

En cuanto a investigación es importante resaltar el aporte desde la iniciativa privada con la creación de maestrías y diplomados en materia de seguridad del paciente que se ofrecen en los últimos años, situación que sin duda aportará ampliando el conocimiento existente en esta materia.

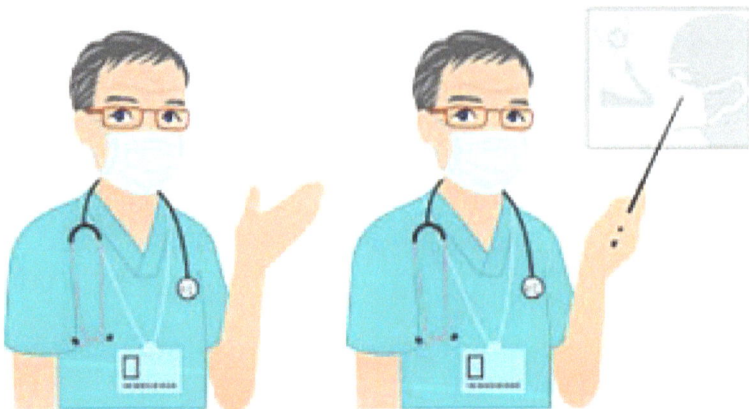

En segundo lugar, es necesario que mediante política púbica u otra normativa se desarrolle un sistema de informes obligatorios, que nos permita identificar y aprender de los errores que se presentan en todo el país y adicionalmente conocer la resolución de cada caso. Este sistema debería ser alimentado de manera obligatoria por todos los profesionales de la salud, sin olvidar de ninguna manera que cuando se habla de seguridad del paciente no se busca identificar y solucionar los eventos adversos ocurridos en todos los servicios de salud del país, sin importar la persona que estaba prestaba su servicio cuando ocurrió el evento adverso

Dentro de este camino, el Ministerio de Salud Pública a partir del 2012 implementó el sistema GeoSalud, versión 1, que dio inicio con la georreferenciación de todas las unidades de salud del MSP y se incorporó paulatinamente farmacias y botiquines a nivel nacional. En 2013 se actualizó el aplicativo y se presentó el GeoSalud versión 2, el cual fue más amigable con el usuario, ligero y versátil, mostrando la oferta actual de establecimientos de salud y la oferta planificada de salud, las farmacias y botiquines, así como también los establecimientos de salud que atendían partos.

A partir de 2016, la Dirección Nacional de Estadística y Análisis de Información de Salud y la Dirección Nacional de Tecnologías de la Información y Comunicaciones iniciaron el diseño de la versión 3 del GeoSalud, visualizándolo como una herramienta web eficiente y eficaz que nos permita conocer con referencia geográfica en donde se encuentra cada uno de los servicios de salud del país.

La georreferenciación ayudará a entender el contexto del lugar donde se produjo un evento adverso y por lo tanto conocer su desarrollo y solución ayudará a entender de mejor manera como aplicarlo en otro establecimiento cercano o no.

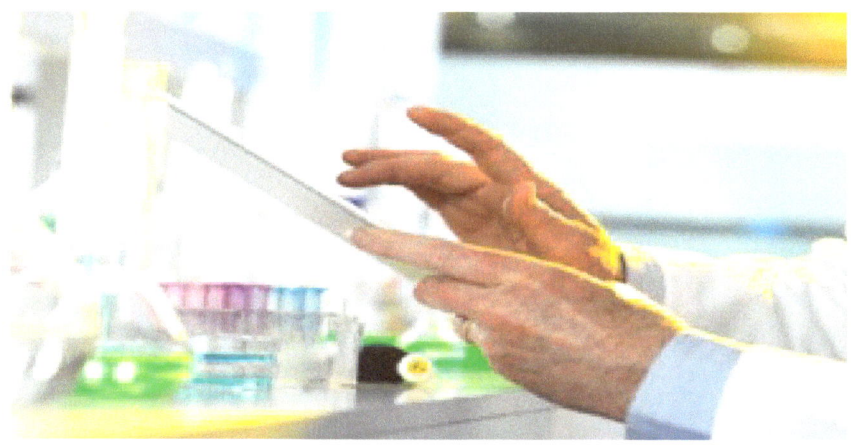

En tercer lugar, necesitamos elevar los estándares de desempeño y las expectativas de mejora en la seguridad del paciente. Las acciones de las organizaciones de supervisión y profesionales, básicamente, necesitamos unirnos para comprender la seguridad del paciente y establecer estándares de desempeño y expectativas para que podamos trabajar juntos para reducir el daño evitable.

Este camino también inició con la creación mediante decreto ejecutivo de la Agencia de Aseguramiento de la Calidad de los Servicios de Salud y Control de los Servicios de Salud, ACESS. Desde Junio del 2015 esta Agencia tiene como principales objetivos "asegurar que la tarea de promoción y control de la calidad y el análisis de casos cuente con una instancia autónoma, que desarrollará los siguientes enfoques:
a) Desarrollo de una cultura de calidad: con una visión de mejoramiento continuo, no punitiva, asesorando la mejora de los servicios de salud y promoviendo la capacitación de profesionales de la salud.
b) Control de la calidad de los servicios: con normativa construida participativamente, eliminando subjetividad en los controles y realizando evaluación externalizada a través de organizaciones independientes, competentes y transparentes, en relación directa con el desarrollo de la cultura de calidad"

Es importante que los prestadores de servicios de salud conozcan el funcionamiento de la Agencia y cumplan con las disposiciones emitidas por esta.

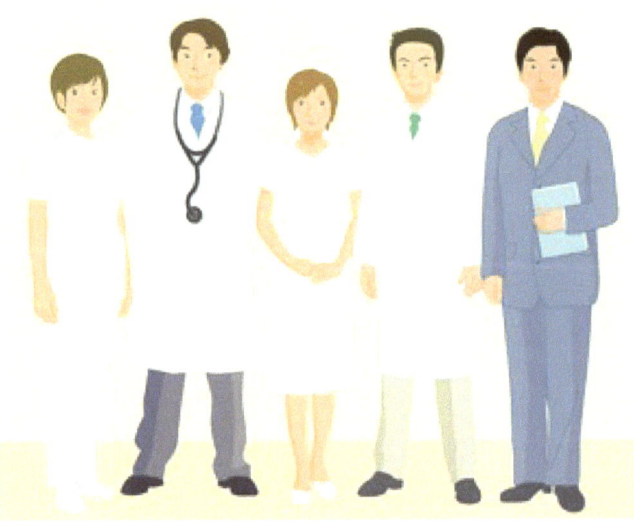

Y finalmente, necesitamos implementar sistemas de seguridad en las organizaciones de atención de salud que cumplan con la normativa legal vigente y con los estándares internacionales con el fin de garantizar así prácticas seguras en el cada una de nuestros lugares de trabajo.

Así que, en resumen, construir un sistema de salud más seguro y hacer que la seguridad de los pacientes pase de ser algo en lo que nadie piensa a algo en que todos los que se dedican a la salud lo hagan casi sin pensarlo y por su puesto sin ninguna duda.

Aunque existen varios pasos dados el Ecuador todavía se encuentra lejos de contar con un verdadero sistema de salud que brinde atención de calidad, sin causar daños evitables a sus usuarios.

Como dijo Goethe: "No basta saber, se debe también aplicar; no es suficiente querer se debe también hacer", existe un abismo entre lo que se quiere hacer sobre calidad y lo que efectivamente se hace en este momento en el Ecuador y en muchos países del mundo ocurre exactamente la misma situación.

Por ejemplo, en Estados Unidos se escribió un segundo reporte denominado "Cruzando el abismo de la calidad, Un nuevo sistema de salud para el siglo XXI", el documento fue publicado por la British Medical Journal en 2001, esta publicación explica el enorme crecimiento de lo que sabemos en materia de ciencias médicas en los últimos años, el desarrollo tecnológico de la misma y la imposibilidad de hacer frente a tantos conocimientos.

Sin embargo de todos lo avences logrados en las dos últimas décadas, el sistema de salud estadounidense aún no es capaz de garantizar la calidad en sus atenciones sanitarias, siendo así que los estudios realizados a esa fecha señalaban que el sistema de salud de los Estados Unidos no contaba con una adecuada habilidad para aplicar el conocimiento teórico en la práctica asistencial, así como tampoco se aplicaba la nueva tecnología de manera segura ni apropiada.

Adicionalmente cuando se habla de acceso a salud en el sistema de salud de los Estados Unidos aproximadamente 40 millones de personas permanecen privadas de cuidados básicos de salud por no contar con seguro médico.

Cuando miramos el crecimiento en gastos de los servicios de atención médica en los Estados Unidos se puede apreciar existen varios factores que producen dichos gastos, uno es el tener una población que envejece rápidamente en su mayoría, así como la creciente demanda de atención por nuevos servicios y tecnologías, pero sin lugar a dudas el desperdicio es un factor que no se puede menospreciar, según el Instituto de Medicina (IOM), muchos tipos de errores médicos requieren recursos adicionales y nuevos servicios para poder corregirlos, esto encarece los costos pero además aumenta el riesgo de que el paciente puede sufrir un nuevo error en su atención sanitaria. De acuerdo con el IOM un sistema fragmentado que no cuenta con la capacidad de manejar y distribuir adecuadamente la información de sus pacientes tiene como resultado procesos de atención mal diseñados con duplicación innecesaria de atención en diferentes servicios, demoras en la atención y largos tiempos de espera, terminando así con la calidad en sus servicios de salud, no es un panorama familiar al que vivimos en nuestros servicios de salud tanto público como privados.

Mejorar estos aspectos es parte de los enormes retos de la seguridad del paciente.

BIBLIOGRAFÍA

1. Havens, D. H., & Boroughs, L. (2000). "To err is human": a report from the Institute of Medicine. Journal of pediatric health care, 14(2), 77-80.
2. Ministerio de Salud Pública del Ecuador, Manual de Seguridad del
3. Paciente, 2016.
4. Secretaría Nacional de Planificación y Desarrollo, SNI: información del Ecuador al alcance de todos. Disponible en: http:// www.planificacion.gob.ec/sni-informacion-del-ecuador-al-alcance-de- todos/
5. Ministerio de Salud Pública, Dirección Nacional de Estadística y Análisis de Información de Salud.
6. Baker, A. (2001). Crossing the quality chasm: a new health system for the 21st century. BMJ: British Medical Journal, 323(7322), 1192.
7. Corrigan, J. M. (2005). Crossing the quality chasm. Building a better delivery system.

CAPÍTULO 3

PENSAMIENTO SISTÉMICO APLICADO A LA SEGURIDAD DEL PACIENTE

Lcda. Alexandra Pinargo Palma

Alexandra Pinargo Palma

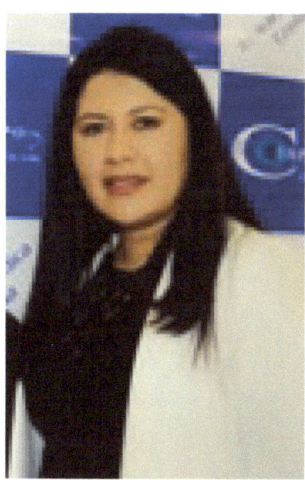

Licenciada en Enfermería .Universidad Central del Ecuador 2008.
Magister Gerencia en Salud para el Desarrollo Local .Universidad Técnica Particular de Loja 2015.
Especialista en Podología.Universidad San Marcos.Perú 2017. Docente de Prácticas Universitarias.Universidad Central del Ecuador
2016.

Dedicatoria

El presente trabajo está dedicado a mi familia que son el pilar fundamental para mi realización como mujer, madre, esposa profesional: mi madre Laura Palma mi amado esposo Henry Casamen   a mis queridos hijos Lucas Benjamín y Mathias Ezequiel.

Introducción

Una herramienta de gestión utilizada en muchas áreas del conocimiento humano es el pensamiento sistémico. La aplicación de esta herramienta en el campo de salud se inició hace más de una década, uno de los modelo más utilizados en cuanto a sistemas de atención a pacientes es el de 4 niveles.

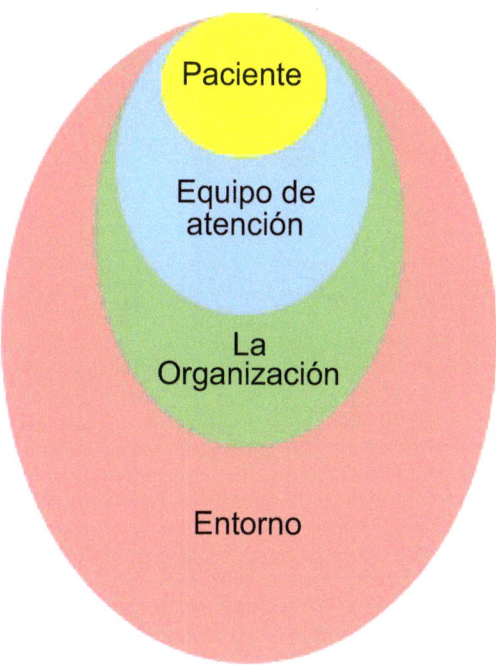

En este capítulo revisaremos de forma breve, el modelo de 4 niveles del sistema de atención médica (Ferlie y Shortell 2001), con este modelo podemos identificar las condiciones bajo las cuales operan las organizaciones, los equipos de atención, los pacientes y los proveedores de atención.

De acuerdo con estos autores, el sistema de atención de salud se divide en cuatro niveles relacionados entre sí:
1. El paciente.
2. El equipo de atención (clínicos, farmacéuticos y otros), incluido el paciente y su familia.
3. La organización (Hospital, clínica, asilo de ancianos, etc.).
4. El entorno político y económico (los sistemas regulatorios, financieros, de pago y los mercados).

El paciente individual

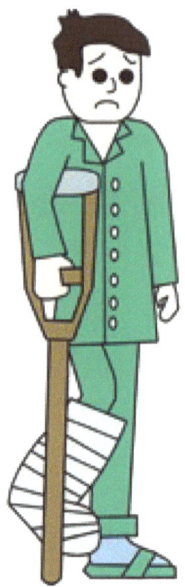

Comenzamos con el paciente, cuyas necesidades y preferencias deben ser los factores definitorios en un sistema de atención de salud centrado en el paciente.

Los cambios recientes en la política de atención médica reflejan un énfasis en la atención de salud "orientada al consumidor". En general, el papel del paciente ha cambiado de un receptor pasivo de atención a un participante más activo en la prestación de atención.

Al mismo tiempo, el sistema de entrega fragmentado, combinado con la creciente carga de enfermedades crónicas y la necesidad de atención continua, ha obligado a muchos pacientes a asumir un papel activo en el diseño, la coordinación, la "producción" y la implementación de su cuidado, lo quieran o no. Desafortunadamente, la mayoría de las personas necesitan para desempeñar este nuevo rol de manera efectiva. Teniendo en cuenta los roles, las necesidades y los objetivos de los actores de primer nivel, los pacientes individuales, y sus interdependencias con los actores en otros niveles del sistema, abundan las oportunidades para utilizar tecnologías de información, comunicación y herramientas de ingeniería de sistemas para mejorar el rendimiento general del sistema de salud, con el consecuente adelanto en lo referente a calidad de atención y seguridad del paciente.

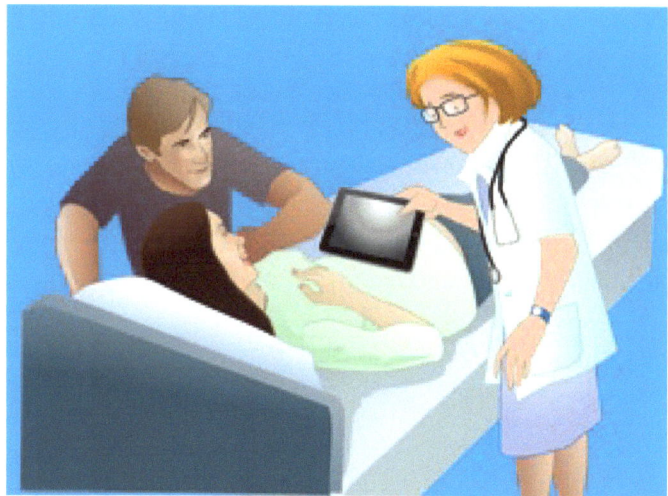

Un punto de partida para aumentar el "enfoque centrado en el paciente" de la prestación de atención en salud es cambiar la perspectiva de los prestadores de salud para considerar a los pacientes y sus familias como "socios" e incorporar sus valores y deseos en los procesos de atención.

El nivel de responsabilidad que asumen los pacientes y sus familias difiere de un paciente a otro. Algunos prefieren delegar parte de la toma de decisiones, si no la mayoría, a un médico de confianza en el sistema de atención; Otros quieren ser socios completos en la toma de decisiones. Sin embargo, en cualquier caso, los pacientes necesitan un intercambio de información y comunicación con los médicos y otros miembros del equipo de atención, así como con las organizaciones que proporcionan la infraestructura de apoyo para los equipos de atención.

Para que los pacientes comuniquen sus necesidades y preferencias de manera informada, participen efectivamente en la toma de decisiones y coordinen, o al menos monitoreen la coordinación de su atención, deben tener acceso flujos de información, en forma "accesible al paciente", estos flujos de información deben contener de manera clara los datos con los que equipo de atención tomo la decisión de tratamiento entre otras cosas. La información que respalda la atención basada en la evidencia, efectiva y eficiente abarca el registro médico del paciente, incluidos los datos fisiológicos en tiempo real; la base de evidencia médica más actualizada; y pedidos en proceso de atención al paciente.

Adicionalmente todos los actores involucrados en el proceso de atención deben tener acceso a herramientas educativas, herramientas de apoyo a la toma de decisiones, herramientas de gestión de la información y de comunicación que permitan integrar información crítica de diferentes fuentes.

Es imprescindible que el paciente esté interconectado con el sistema de atención médica, esto permitirá mejorar la puntualidad y la conveniencia en cuanto a los turnos de atención del paciente, así como la eficacia y la eficiencia de la atención. La comunicación sincrónica entre el paciente y el equipo de atención de salud podría mejorar la calidad de la atención y la seguridad del paciente de muchas maneras.

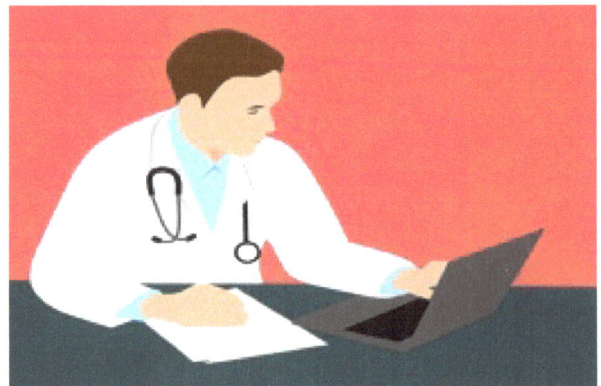

La fácil accesibilidad de Internet debería permitir una comunicación más eficiente y eficaz entre los pacientes y su familia con los profesionales que están a cargo del cuidado de su salud, permitiendo consultas y comentarios continuos entre los pacientes y el sistema de atención médica.

El Internet ya ha cambiado la capacidad de los pacientes para interactuar con el sistema y autogestionar aspectos de su atención. Uno de los usos de más rápido crecimiento es el de buscador y fuente de información médica, lo que ha hecho que el consumidor (es decir, el paciente) esté más informado, sin embargo, en muchas ocasiones no exista un filtro adecuado de la información consultado llevando al paciente y su familia a obtener información errónea o incompleta generando de esta manera un paciente mal informado, que demanda atención sanitaria inadecuada para su caso, un claro ejemplo de esto son los padres de familia que demandan antibióticos para tratar afecciones respiratorias de origen viral, existen muchos profesionales que acceden a las demandas de los pacientes o sus familias y esto está llevando a que en el mundo exista una resistencia bacteriana progresiva que complica cada día más el tratamiento de las verdaderas infecciones con bacterias.

El equipo de cuidados de salud

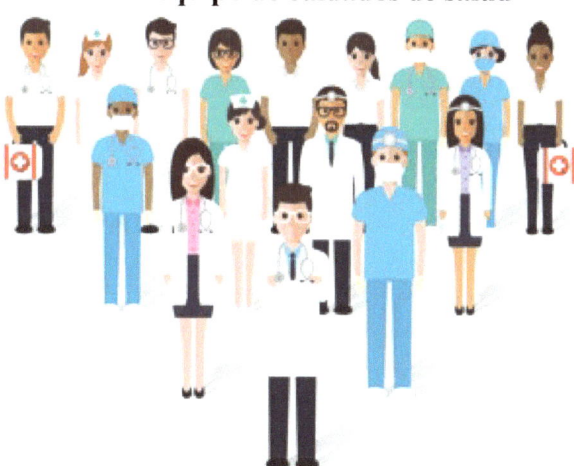

El equipo de atención, está compuesto por un médico individual y un grupo de profesionales de la salud, los familiares de los pacientes y otros, cuyos esfuerzos colectivos resultan en la prestación de atención a un paciente o población de pacientes. El equipo de atención es el componente básico de un "microsistema clínico", definido como "la unidad replicable más pequeña dentro de una organización (o en múltiples organizaciones); es replicable en el sentido de que contiene en sí misma los recursos humanos, financieros y tecnológicos necesarios. Recursos mínimos para hacer su trabajo " (Quinn, 1992).

El papel y las necesidades de los médicos individuales han sufrido cambios paralelos a los de los pacientes individuales. En la actualidad el médico ya no es el único tomador de decisiones. Su papel como médico individual cosa del pasado, el médico debe aprender a formar parte de un equipo y en muchas ocasiones debe liderarlo, es por motivo indispensable que exista una transformación importante en la manera de formar médicos en la actualidad. De esta manera el aumento exponencial del conocimiento médico y la creciente carga de brindar atención crónica obligan para que la formación del médico sea mucho más integral para que una vez fuera del sistema educativo ellos puedan ser parte de los equipos de trabajo ya sea en una sola institución o a través de entornos institucionales. Sin embargo de las necesidades de la atención sanitaria de la actualidad lo cierto es que existe una lenta adaptación de los médicos individuales a la atención sanitaria basada en equipos, lo cual ha sido influenciada por varios factores, entre ellos la falta de capacitación formal en técnicas de trabajo en equipo, una cultura persistente de autonomía profesional en medicina y la ausencia de herramientas, infraestructura e incentivos para facilitar el cambio.

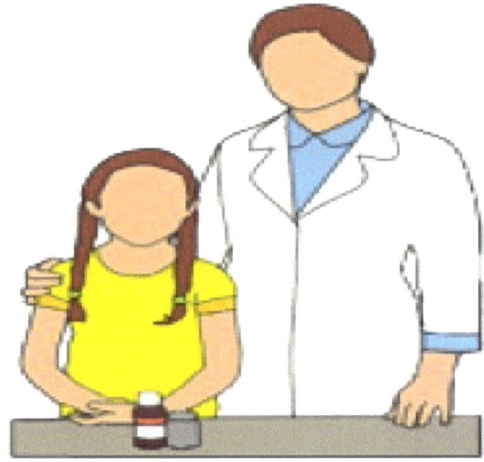

Para que los médicos puedan participar, y mucho más en caso de que se busque que ellos puedan liderar y orquestar, el trabajo de un equipo de atención y mantener la confianza del paciente, el médico debe tener acceso a pedido de información clínica y administrativa crítica, así como a la gestión de la información, la comunicación y la decisión, soporte, y herramientas educativas para sintetizar, analizar y hacer el mejor uso de esa información. Además, para brindar atención centrada en el paciente (es decir, atención basada en las necesidades y preferencias del paciente), el médico y el equipo de salud debe estar equipado y educado para servir como asesor de confianza, educador y consejero, así como experto médico, y debe saber cómo fomentar la participación del paciente en el diseño y prestación de la atención.

Existen muchas barreras que impiden un cambio en el accionar médico y su adecuada participación en los equipos de salud dentro de estas podemos mencionar:
1) la estructura gremial de las profesiones de atención de la salud.
2) la ausencia de formación en el trabajo en equipo.
3) el fuerte enfoque en las necesidades de los pacientes individuales en oposición a las necesidades de las poblaciones de pacientes.
4) y la falta de herramientas de información e infraestructura de apoyo han logrado evitar que los médicos piensen en sistemas, y tengan un enfoque de microsistemas para la prestación de atención.

Por lo tanto, adaptar una atención basada en la evidencia para satisfacer las necesidades y preferencias de pacientes individuales con problemas de salud complejos sigue siendo un objetivo difícil de alcanzar.

El entorno político y económico
El cuarto y último nivel del modelo de sistema de atención de salud es el entorno político, económico (o de mercado), que incluye: regulaciones, aspectos financieros y entidades que influyen directamente en la estructura y el desempeño de las organizaciones de atención de salud y, a través de ellas, todos los demás.

Existen actores externos que influyen en el entorno político y económico de la asistencia sanitaria. En el mundo los gobiernos influyen en la atención a través de la regulación de organizaciones públicas y privadas, y a través de su apoyo para el desarrollo, importación y uso de intervenciones diagnósticas y terapéuticas seleccionadas (por ejemplo, medicamentos, dispositivos, equipos y procedimientos).

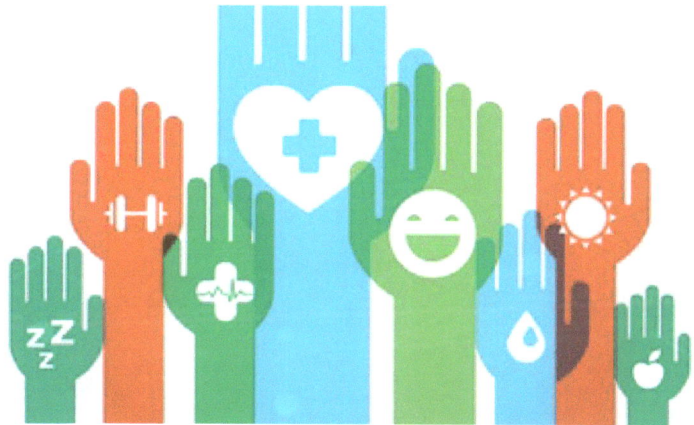

Las regulaciones influyen en la estructura, el nivel y la naturaleza de la competencia entre profesionales de la salud y pacientes. También pueden afectar la calidad de la atención y la seguridad del paciente, así como otros aspectos de la calidad de la atención.

Las fuentes de financiamiento para la investigación biomédica, influyen en la investigación y las trayectorias tecnológicas de la atención médica y, con ellas, la educación de profesionales de la salud y otros profesionales relacionados.

BIBLIOGRAFÍA

1. Ferlie EB, Shortell SM. Improving the quality of health care in the United Kingdom and the United States: a framework for change. Milbank Quarterly. 2001;79(2):281–315.
2. Quinn JB. New York: Free Press; 1992. Intelligent Enterprise: A Knowledge and Service Based Paradigm for Industry.
3. Herrscher, E. G., & Ackoff, R. L. (2003). Pensamiento sistémico: caminar el cambio o cambiar el camino. Ediciones Granica SA.
4. Betancourt, J. A. B., & Morales, R. J. C. (2014). Enfoque de los sistemas complejos en seguridad del paciente. Archivo Médico de Camagüey,
5. 13(5).
6. De Savigny, D. (2010). Aplicacion del pensamiento sistemico al fortalecimiento de los sistemas de salud/Application of systems thinking to strengthening health systems. World Health Organization.
7. Millán Vargas, A. Modelo sistémico para mejorar los procesos en los establecimientos de atención médica que permita mantener la certificación.
8. MÁS, V. Medicina Basada en la Evidencia Vs. Clínica Razonable en
9. Atención Primaria.

CAPÍTULO 4

PRÁCTICAS SEGURAS ADMINISTRATIVAS

Lcdo. Juan Pablo Ayala

Juan Pablo Ayala

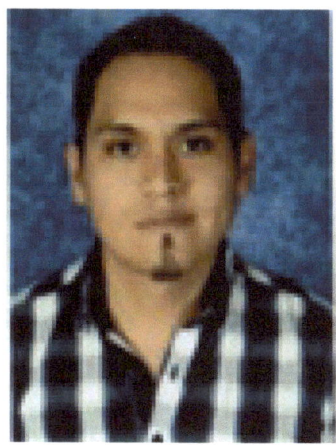

Trabajé como camillero durante 5 años, trabajé y estudié y así obtuve mi Título de Licenciado en Enfermería, realicé mi internado en el Hospital Militar N 1 de la ciudad de Quito, realice mi año de Salud Rural en el centro de salud San Miguel de los bancos en donde obtuve mucha experiencia en el área de Emergencia, soy Docente de Auxiliares de Enfermería, Fisioterapia y Parvularia en la Fundación Funcade, trabajo en la sociedad de Lucha Contra el Cáncer SOLCA en el área de Emergencia.

Dedicatoria

A mi Esposita Jacqueline que me apoya tanto y a quien Amo mucho; y a mi Madre Yolanda por ser mi ejemplo de vida y a quien Amo con todo mi ser

Practicas Seguras Administrativas

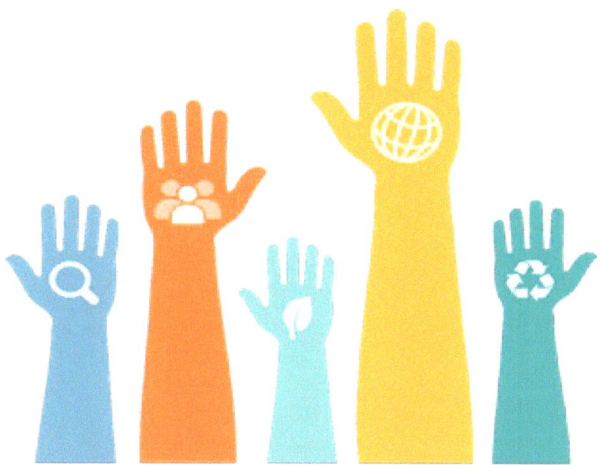

Se definen a las prácticas seguras como todos los tipos de procesos o estructuras que al ser aplicados reducen la probabilidad de eventos adversos dentro de la atención de salud.

Las prácticas seguras responden y se apoyan en la mejor evidencia científica disponible y sirven para prevenir, minimizar o eliminar el riesgo.

En el año 2016 el Ministerio de Salud Pública del Ecuador emitió el Manual de Seguridad del Paciente normativa sanitaria que se encuentra vigente a la presente fecha, en este documento se establece 17 prácticas seguras.
Las prácticas establecidas para la seguridad del paciente usuario son de tres tipos: administrativas, asistenciales y administrativas asistenciales. En este capítulo revisaremos con detalle las prácticas seguras administrativas, sin embargo, para su conocimiento a continuación, mostramos un listado de las 17 prácticas seguras de las que habíamos hablado anteriormente:
1 Prácticas Seguras Administrativas.
1.1 Identificación correcta del paciente.
1.2. Programa de mantenimiento preventivo de equipos biomédicos.
2 Prácticas Seguras Asistenciales.
2.1. Control de abreviaturas peligrosas.
2.2. Manejo adecuado de medicamentos de alto riesgo.
2.3. Control de electrolitos concentrados.
2.4. Conciliación de medicamentos.

2.5. Administración correcta de medicamentos.
2.6. Administración de antibióticos profilácticos en procedimientos quirúrgicos.
2.7. Profilaxis de trombo embolismo venoso.
2.8. Prevención de úlceras por presión.
3 Prácticas Seguras Administrativas/Asistenciales.
3.1. Notificación de eventos relacionados con la seguridad del paciente.
3.2. Prácticas quirúrgicas seguras.
3.3. Transferencia correcta de Información de los pacientes en puntos de transición.
3.4. Manejo correcto de las bombas de infusión.
3.5. Higiene de manos.
3.6. Prevención de caídas.

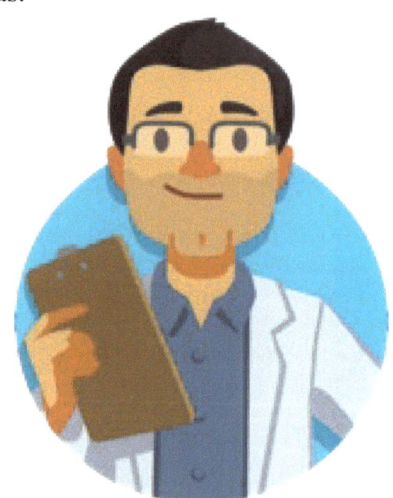

Las prácticas seguras administrativas comprenden:
1.1) Identificación correcta del paciente: la correcta identificación del paciente es fundamental para garantizar la calidad en los procesos de atención de salud. Los problemas de identificación se asocian con frecuencia a las complicaciones producidas por errores en la administración de medicamentos, intervenciones quirúrgicas, pruebas diagnósticas, transfusiones de sangre y hemoderivados. Existen acciones inseguras asociadas con el proceso de identificación como lo son: falta de identificación del paciente al ingreso, datos incompletos, de mala calidad o equivocados, identificación de los pacientes por medio de datos diferentes a los personales, ausencia de brazalete de identificación, traslado de paciente sin brazalete, verificación incorrecta de datos del paciente, inexistencia

de estándares de identificación correcta por parte del personal de salud.

A través del uso de protocolos de identificación se pueden reducir significativamente el riesgo de cometer errores como las citadas acciones inseguras que son las más frecuentes, pero no las únicas. El objetivo de la identificación correcta del paciente es disminuir la incidencia de errores relacionados con la identificación de pacientes y usuarios en todos los procesos y procedimientos de atención para lo cual se requiere: disponer de un protocolo de identificación correcta del paciente que debe ser estandarizado en todos los servicios y áreas de atención, implementar prácticas que fomenten la seguridad de prevención de errores en la identificación del paciente, involucrar al paciente en los procesos diseñados para su identificación. La utilización de un brazalete permite en todo momento conocer la filiación, se establece obligatoriedad de uso en los casos de: hospitalización, observación, emergencia, maternidad, ambulatorios en los que se realice procedimientos diagnósticos y terapéuticos invasivos, referencias en vehículos sanitarios.

En caso de pacientes que sean atendidos en todos los niveles de atención en los servicios de consulta externa, laboratorio, imagen, farmacia y otros relacionados con el cuidado de salud se deberá cumplir con el procedimiento de verificación cruzada, mediante el cual el prestador de salud identifica al paciente de manera verbal y con el uso de brazalete, y verbal y el documento de identificación personal. Antes de realizar una intervención el personal de salud debe contar con el documento que avale dicha solicitud médica y en presencia del paciente, responsable o representante legal, y corroborar los datos del paciente, terminado el proceso procede a la intervención requerida.

El proceso de verificación cruzada se realizará durante la estancia, hospitalización o atención ambulatoria del paciente en todos los niveles de atención en algunos de estos procesos: consulta externa, control de signos vitales, administración de medicamentos, administración de vacunas, muestra de laboratorios, transfusiones, intervenciones quirúrgicas, exámenes complementarios, procedimientos diagnósticos, y otros relacionados con el cuidado del paciente.

Posterior al proceso de verificación cruzada se procede a la verificación del paciente para colocación del brazalete de identificación, se realiza de la siguiente manera:

El personal de salud solicita un documento de identidad al paciente y le realiza una serie de preguntas como: ¿cuál es su nombre completo?, ¿cuál es su número de cédula de identidad?, ¿cuál es su fecha de nacimiento?, esperando siempre una respuesta verbal del paciente, verificando y corroborando los datos aportados con los que se encuentran en el documento de identidad; terminado el proceso se coloca el brazalete de identificación y se procede al registro de información del paciente y posterior se realiza la atención de salud.

Es importante saber que en caso de no poseer documento de identidad no se puede limitar la atención de salud, el brazalete no es el único identificador de paciente, se prohíbe identificación del paciente por números de habitación, cama o diagnósticos.

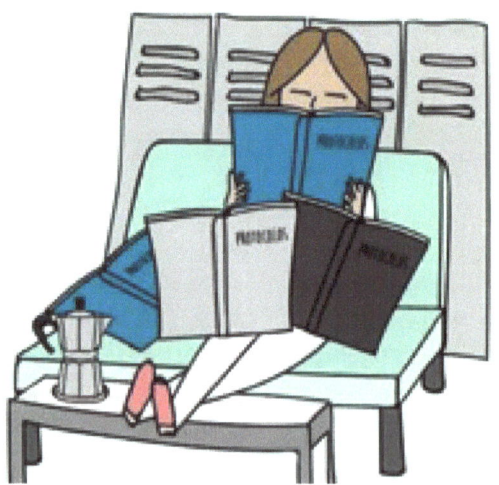

Existen situaciones especiales como en el caso de: pacientes atendidos por emergencias, tienen prioridad de cuidados antes de la colocación del brazalete, pacientes que rechazan, pacientes con intolerancia al material, pacientes con alteraciones mentales que se retiran reiteradamente el brazalete, pacientes quemados, mutilados, politraumatizado se deja constancia escrito en la historia y se realiza verificación cruzada.

El brazalete de identificación cumple la función de identificar de manera visual, tangible y rápida a un paciente y debe contener la siguiente información: número de cedula, dos nombres y dos apellidos del paciente. Se debe colocar en las siguientes situaciones: ingreso hospitalario, pacientes ambulatorios que serán sometidos a procedimientos de alto riesgo como por ejemplo las endoscopias, maternidad de corta estancia o de larga estancia, recién nacidos (inmediatamente después del nacimiento), traslados en vehículos sanitarios, servicios de emergencia. Si no es posible conocer la identidad del paciente atendido se escribirá como nombre NN (no nombres), sexo, fecha, hora de ingreso, numero de atención hasta obtener la identidad.

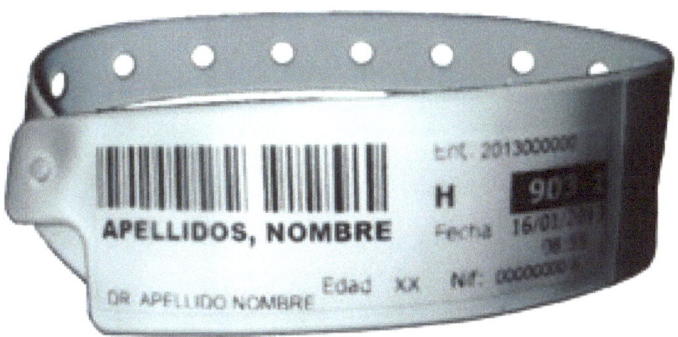

El personal que realice el proceso de admisión será responsable de llenar los datos y la colocación del brazalete en la muñeca, sino es posible se colocara en el tobillo, se pueden utilizar colores para identificar pacientes con riesgos, en caso de fallecimiento debe permanecer con el brazalete hasta que ejecuten todos los trámites legales.

Los brazaletes deben cumplir algunas recomendaciones:
- Fabricados en polipropileno antialérgico, e inocuo para el paciente.
- Resistente a la tensión y ruptura.
- Deben ser ajustables al tamaño de la muñeca o el tobillo del paciente.
- Resistir temperaturas altas y bajas.
- Deben rotularse con tinta indeleble Flexibles, cómodos y sin bordes cortantes.
- Cierre seguro y no manipulable.
- No reutilizable
- De fácil manejo para el personal de salud.

El brazalete debe ser sustituido en casos tales como: ruptura, que estén borrosos; si la piel presenta erupción, lesión o alergia; si se requiere tomar muestra de examen. En el caso de los recién nacidos debe contener la siguiente información: nombres y apellidos de la madre, fecha de nacimiento, hora de nacimiento y sexo. En caso de transferencia de otro establecimiento se mantendrá la información descrita en el punto anterior, si el recién nacidoes abandonado se consigna como dato " RN NN" fecha y hora de ingreso a emergencia.

El brazalete debe ser colocado en el pie luego de dar los primeros cuidados al recién nacido; si se trata de un mortinato se mantendrá en el brazalete los mismos datos de un recién nacido vivo; se entregará el recién nacido a la madre, padre o representante legal quien registrará su firma en la historia clínica indicando su conformidad con la persona responsable de su entrega.

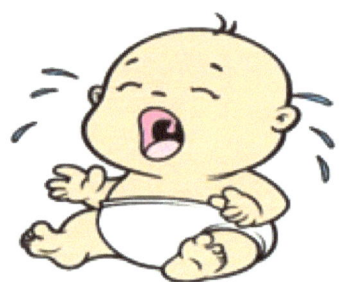

Se debe realizar la identificación cruzada del brazalete del paciente con la tarjeta en la cabecera, pie de cama o habitación mediante confirmación verbal con el paciente de los datos consignados, se debe realizar una vez asignada la cama, se debe evitar el cambio de sitio durante la estadía en el hospital, eliminar la tarjeta inmediatamente después del alta.

Se deben realizar acciones tales que involucren al personal de salud con el paciente, la familia y los cuidadores tales como: educar al paciente con los riesgos de identificación incorrecta, verificar la información para corroborar que sea correcta, solicitar al paciente se identifique antes de recibir cualquier medicamento, animar a los pacientes, familiares y cuidadores a participar en la identificación y expresar inquietudes respecto a la seguridad.

La organización mundial de la salud solicita que los países miembros tomen en cuenta:
a) Asegurar que las organizaciones de atención sanitaria cuenten con sistemas implementados que hagan énfasis en la responsabilidad principal de los trabajadores de la atención sanitaria sobre verificar la identidad de los pacientes.
b) Incorporar una capacitación sobre procedimientos de control de identidad de un paciente dentro de la orientación y el desarrollo profesional permanente de los trabajadores de la atención sanitaria.
c) Educar a los pacientes sobre la importancia y relevancia de la correcta identificación de los pacientes de una manera positiva que respete su interés por la privacidad.

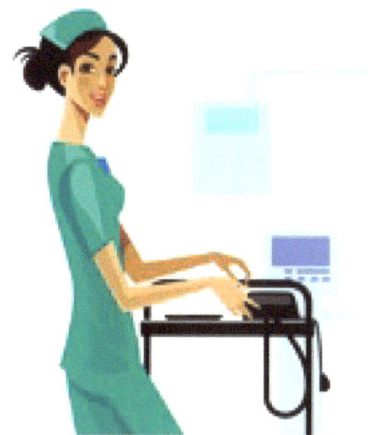

Programa de mantenimientos biomédicos:
Es un proceso con el que el establecimiento de salud garantiza que los equipos biomédicos sean seguros y funcionales, es importante y debe ejecutarse permanente y de manera ordenada en los establecimientos de salud. Comprende todas las actividades que se realizan para cumplir con los mantenimientos necesarios dentro de la vida útil de cada equipo determinados por el fabricante.

Es importante tomar en cuenta las acciones que deben realizar profesionales de la salud, administrativos y equipo de salud tales como: inspeccionar los equipos médicos periódicamente, verificar situaciones que puedan ocasionar fallas, mantener inventario actualizado de los equipos médicos, establecer un cronograma de mantenimiento registrando fechas, y verificar el funcionamiento de los equipos luego del mantenimiento.

BIBLIOGRAFÍA

1. Ministerio de Salud Pública del Ecuador, Manual de Seguridad del Paciente, 2016.
2. Cardona, Á. M., Mirquez, J. C. R., García, D. T., Ossa, R. G., & Rodriguez-Morales, A. J. (2012). Seguridad del paciente: implementación de políticas para la creación de cultura en la promoción de prácticas seguras. Revista Médica de Risaralda, 17(2).
3. Salas, G., & Monica, S. (2015). Evaluación de la gestión técnica administrativa de enfermería en base a estándares de calidad y seguridad de atención a pacientes del hospital de atención integral del adulto mayor (Master's thesis, Universidad de las Fuerzas Armadas ESPE. Maestría en Gerencia y Administración de Hospitales).
4. Rodríguez, C. M. N., Santos, D. G., & Aragón, P. G. LA IMPORTANCIA DE LOS REGISTROS DE ENFERMERÍA EN SEVICIOS CRÍTICOS.
5. Marimon Bolivar, H., & Marquez Gomez, C. (2013). Revision sobre practicas seguras tendientes a disminuir la incidencia de eventos adversos.

CAPÍTULO 5

PRÁCTICAS SEGURAS ASISTENCIALES
Lcda. Mercy Gualotuña

Mercy Gualotuña

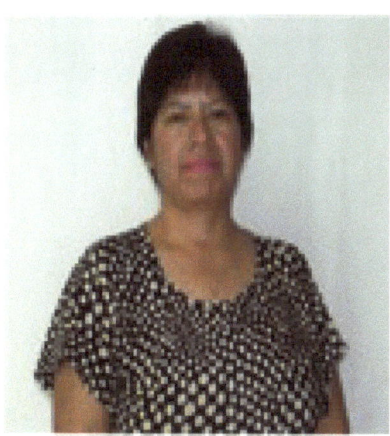

Licenciada en Enfermería con amplia experiencia en el área hospitalaria, con una formación integral, capacitada para dar atención de enfermería con calidad, científico-técnica-humanística y ética, con poder de decisión y participación en la solución de los problemas de salud,y con la misión de formar a través de la Docencia nuevos profesionales.

Graduada en la Universidad Central del Ecuador 1993. Magister en Gerencia de Salud graduada en la Universidad Técnica Particular de Loja 2005.
Enfermera de cuidado directo del Hospital Vozandes Quito 1997- 2016.
Analista de Calidad en el Hospital Gineco-Obstétrico Nueva Aurora Luz Elena Arismendi 2017.
Docente Técnico en la Universidad Católica del Ecuador 2018.

Dedicatoria

El presente trabajo dedico a los seres más queridos y respetados de mi vida: a mis padres, y mi gran amiga a la Dra. Jenny Alcocer Vallejo quienes me supieron alentar, ayudar y comprender apoyándome en todo momento por los tuve que atravesar durante la elaboración de este proyecto.

Introducción

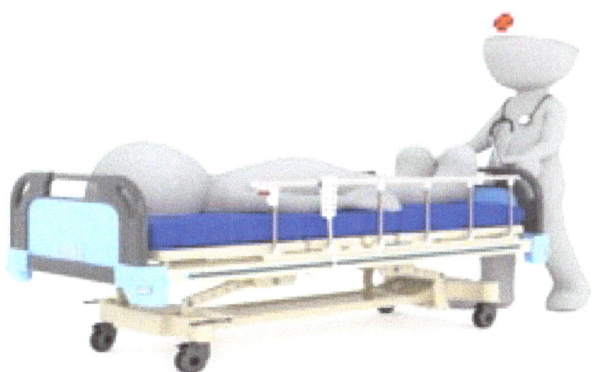

Entre las prácticas seguras asistenciales se tendrán en cuenta las siguientes:
1.-Control de abreviaturas peligrosas.
2.-Manejo adecuado de medicamentos de alto riesgo.
3.-Control de electrolitos concentrados.
4.-Conciliación de medicamentos.
5.-Administración correcta de medicamentos.
6.-Administración de antibióticos profilácticos en procedimientos quirúrgicos.
7.-Profilaxis de tromboembolismo venoso.
8.-Prevención de úlceras de presión.

Control de abreviaturas peligrosas

El uso de abreviaturas en los registros de las atenciones sanitarias siempre conllevan consigo un riesgo de error, obviamente es mayor en textos escritos a mano pero también puede ocurrir en materiales electrónicos impresos por lo que se debe evitar el uso de abreviaturas en todos los casos. Sin embargo, no es posible descartar totalmente las abreviaturas por lo que el objetivo general es estandarizar la utilización de abreviaturas permisibles en los procesos de atención para evitar confusiones y errores que afecten a los pacientes. Existen acciones que involucran al establecimiento y profesionales de salud como lo son: Disponer de un protocolo sobre abreviaturas peligrosas, un listado de las mismas y socializar a todo el personal involucrado en los establecimientos de salud, no administrar medicamentos si observan abreviaturas peligrosas, en caso de duda preguntar directamente a quien lo prescribe, nunca utilizar abreviaturas en caso de redacción de diagnósticos, procedimientos y dispositivos médicos.

Es este sentido el Ministerio de Salud Pública del Ecuador mantiene un listado de abreviaturas permitidas en el país, sin embargo, de ello las recomendaciones internacionales sugieren que es mejor para garantizar la seguridad del paciente evitar el uso de abreviaturas en los documentos relacionados con la historia clínica de los pacientes.

Manejo adecuado de medicamentos de alto riesgo:
La implementación de una estrategia integral para la gestión de todos los medicamentos con énfasis en los medicamentos de alto riesgo es un valioso recurso para mejorar la seguridad del paciente; ninguna práctica por sí sola garantiza la seguridad de la utilización de los medicamentos de alto riesgo, sino que es preciso introducir diversas prácticas en todas las etapas del sistema de utilización de los medicamentos. El objetivo es establecer un proceso adecuado y seguro en el manejo de medicamentos de alto riesgo identificados en el establecimiento de salud de acuerdo a su tipología y nivel de complejidad.

La mayoría de la literatura científica coincide en que cerca del 50% de los efectos adversos graves son producidos por unos cuantos grupos terapéuticos de medicamentos considerados de riesgo:
1.-Anticoagulantes
2.-Opiáceos
3.-Insulinas, sedantes, cloruro de potasio intravenoso, medicamentos por vía epidural o intratecal, metotrexato, agentes adrenérgicos, agentes citostáticos, electrolitos, agentes bloqueadores neuromusculares.

Es de suma importancia estandarizar procesos de almacenamiento, etiquetado, prescripción, preparación, distribución, verificación, administración y control de medicamentos de alto riesgo y los medicamentos de LASA del inglés: like alike, sound alike (se miran igual – suenan igual), y aplicar protocolos de seguridad que permitan disminuir a mínimo el riesgo latente que existen en la prescripción, preparación, distribución y administración de ellos dentro de los establecimientos de salud.

Entre las acciones que involucran al establecimiento, profesionales, trabajadores y personal de salud y administrativo en general se encuentran: establecer protocolos de almacenamiento, etiquetado, prescripción, preparación, distribución, verificación, administración y control para todos los medicamentos, reconocer la complejidad en la utilización de medicamentos de alto riesgo, disponer de un listado LASA es decir medicamentos que luzcan parecido por ejemplo una ampolla café o una pastilla blanca que puede ser la presentación de un sin número de medicamentos y puede llevar a un error para la persona que lo prepara, lo distribuye o lo administra y fonética con similitud.

Es necesario identificar los medicamentos de alto riesgo con etiqueta roja, utilizar la doble verificación de procesos de preparación y administración de medicamentos de alto riesgo sobre todo en el caso de electrolitos concentrados el personal debe tener continuos entrenamientos sobre el manejo seguro de medicamentos de alto riesgo y asegurar la legibilidad de las recetas, se deben auditar los servicios verificando el cumplimiento de los protocolos, en caso de reacciones adversas se notificará al médico responsable y se registra en la historia en un formulario amarillo que permita activar el proceso de farmacovigilancia; es muy importante entregar por escrito al paciente y/o familiar un documento de consentimiento informado sobre el uso del medicamento de alto riesgo que se está administrando, es imperativo que en ese documento se describan los efectos adversos y contraindicaciones propias del medicamento para que en caso de presentar uno o varios de ellos, estos puedan ser comunicados al personal de salud inmediatamente.

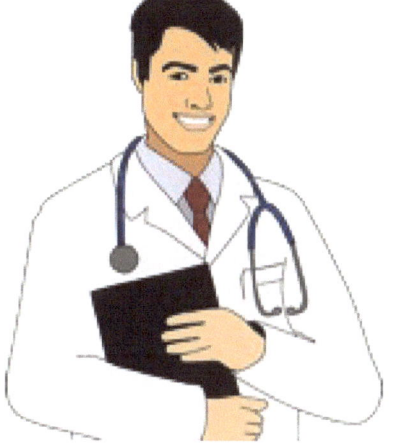

Control de electrolitos concentrados:
Es fundamental la planificación de la adquisición, almacenamiento disponibilidad, distribución, etiquetado, verificación administración y control de estos medicamentos a fin de evitar efectos adversos.

Es importante tener en cuenta que la Organización Mundial de la Salud (OMS) considera de alto riesgos a los medicamentos que contengan: sodio hipertónico, cloruro de potasio, sulfato de magnesio, gluconato de calcio y bicarbonato de sodio. Se han reportado muertes y complicaciones relacionadas con la administración incorrecta de cloruro de potasio (KCL), así como también la administración involuntaria de solución salina concentrada, todas las soluciones concentradas de electrolitos son particularmente peligrosas por este motivo su preparación y se administración debe manejarse tomando las medidas necesarias para eliminar errores y evitar su utilización inadecuada.

Las acciones enumeradas a continuación se pueden realizar en el establecimiento de salud e involucran a los profesional de la salud y administrativos en general:

1. En los servicios no deben almacenarse los sobrantes de electrolitos concentrados,
2. el personal de farmacia dentro de sus competencias será responsable de almacenar, etiquetar, preparar y distribuir los concentrados de electrolitos a los diferentes servicios, deben estar rotulados con nombre del medicamento, fecha de caducidad y en el momento de la administración si es una presentación de usos múltiples (ej, jarabes) es necesario incluir la fecha de apertura del medicamento.
3. los bioquímicos farmacéuticos son los responsables de preparar las soluciones con electrolitos concentrados en el área de farmacia para su entrega posterior a los servicios respectivos;
4. se utilizaran bombas de infusión y todo el personal de enfermería debe estar capacitado en el correcto manejo de estas bombas; si durante la administración el médico
5.

Prescribe electrolitos a la solución, se descarta la iniciada para administrar una nueva solución; en caso de reacción adversa de medicamentos se notificará al médico responsable, se registra en la historia clínica y se registra en el formulario de tarjeta amarilla para activar acciones de farmacovigilancia; se debe disponer para todo el personal el protocolo de control de electrolitos concentrados en todos los servicios; el seguimiento y supervisión del cumplimiento del protocolo estará a cargo de los líderes de enfermería de cada servicio.

Conciliación de medicamentos

Consiste en obtener una lista completa de la medicación del paciente previo al ingreso, compararla con la que se le ha prescrito en el centro sanitario, durante la referencia y alta médica.

Los medicamentos deben conciliarse en todas las transiciones asistenciales, es decir, cada vez que el paciente cambia de nivel asistencial y en el ámbito hospitalario se debe realizar el historial fármaco terapéutico completo y correcto al ingreso, esto es parte importante de la anamnesis, para esto debe obtenerse una lista completa de la medicación del paciente previo al ingreso, compararla con la que se ha prescrito en el centro sanitario, durante la referencia y alta médica. El objetivo es conocer el historial fármaco terapéutico de cada paciente para evitar reacciones e interacciones medicamentosas. Se debe realizar conciliación de medicamentos al ingreso, al egreso y en el primer nivel de atención.

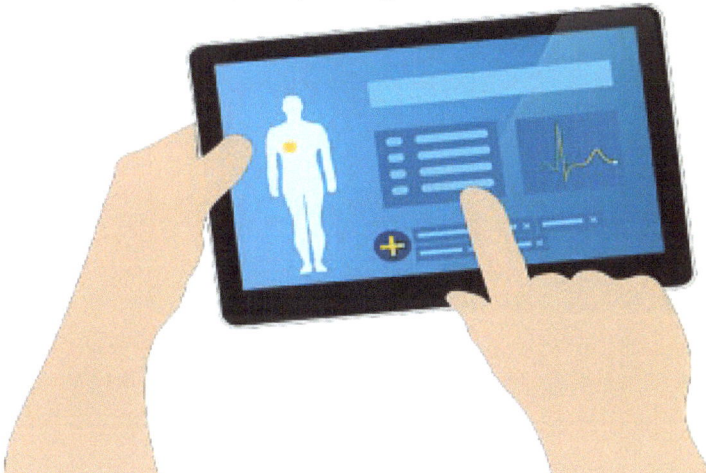

Al ingreso se utiliza un proceso estandarizado para conciliar medicamentos que el paciente toma en el medio ambulatorio con los prescritos al ingreso y deben ser conocidos por todos los profesionales implicados, la información sobre alergias del paciente debe estar disponible tanto para el personal de cuidado directo como para el farmacéutico, se informará al paciente y sus familiares de las posibles sustituciones y suspensiones de su tratamiento habitual durante su estadía según el programa de equivalentes terapéuticos, durante la administración de los medicamentos, el personal médico o de enfermería deberá informar a los pacientes y a los familiares el nombre genérico y comercial de los medicamentos, su acción, dosis y efectos adversos.

Al egreso del paciente se registra el tratamiento actualizado completo (vía, dosis, frecuencia), próxima cita, dieta y actividad, establecer alarmas riesgo, con pacientes que tomen cinco o más medicamentos) que provocan automáticamente la consulta con un farmacéutico para proporcionar educación al paciente. Se establecen alarmas de riesgo que provocan automáticamente la consulta con un farmacéutico para proporcionar educación al paciente.

En la conciliación de los medicamentos en el primer nivel de atención se debe organizar los tratamientos solicitados por los prescriptores especialistas manteniendo una visión integral del paciente y alertando de cualquier duplicidad o interacción entre los tratamientos crónicos y el tratamiento de patologías agudas; el personal de salud debe extremar las medidas de precaución en pacientes polimedicados.

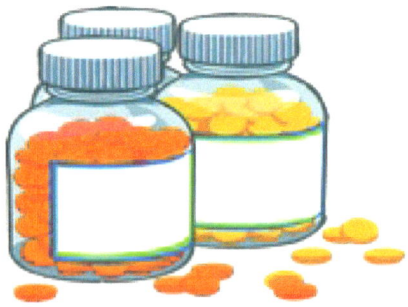

Administración correcta de medicamentos

El objetivo es asegurar la correcta y oportuna administración de medicamentos según las necesidades y condiciones reales de salud del paciente en todos los niveles de atención de salud. Dentro de una administración "segura" de medicamentos exiten 10 pasos que se deben seguir conocidos como los 10 correctos

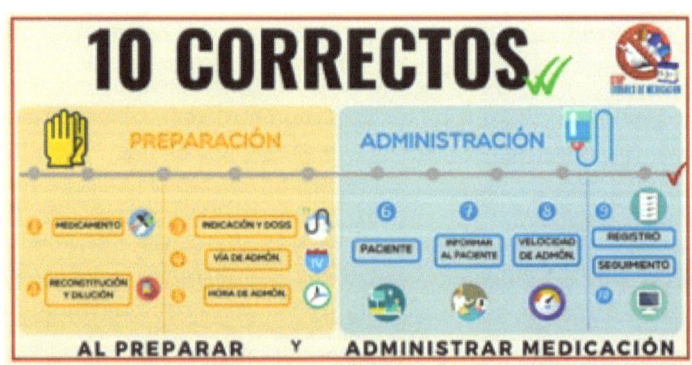

1. Medicamento correcto, es necesario verificar si estoy preparando el medicamento prescrito para el paciente, hay que verificar el nombre del medicamento, su fecha de caducidad y es imprescindible como ya se dijo antes extremar las medidas de precaución para en medicamentos de alto riesgo. Una barrera de seguridad para minimizar errores es prescribir el medicamento con el nombre genérico.
2. Es muy importante que la disolución o reconstitución del medicamento se realice siguiendo las instrucciones de laboratorio fabricante en caso de que el medicamento lo necesite.
3. Una vez que esté listo el medicamento para su administración es necesario revisar nuevamente la historia clínica, la habilidad y competencia en el cálculo de dosis son imprescindibles, se debe comprobar dos veces la prescripción para administrar exactamente la dosis correcta del medicamento.
4. Cada medicamento debe administrarse por la vía correcta, cada vía tiene diferentes tiempos de absorción, si la vía de administración no está indicada en la historia se debe consultar inmediatamente,
5. El medicamento debe administrarse en el horario establecido para garantizar los séricos terapéuticos.
6. Parece claro y simple decir el paciente correcto pero puede convertirse en una acción delicada; antes de administrar el medicamento se debe tener absoluta seguridad que es la persona correcta, se debe preguntar su nombre completo y verificarlos con el brazalete y la historia.
7. Una vez cumplidos todos los pasos anteriores se precede a administrar el medicamento para lo cual es necesario informar al paciente que se le va a administrar el medicamento indicado por el médico tratante.
8. La velocidad de administración es otro aspecto de vital importancia al hablar de seguridad del paciente, los medicamentos están diseñados para actuar al entrar en contacto con los líquidos y las secreciones del cuerpo humano, en este sentido no se obtiene la misma acción del medicamento cuando este fue hecho para ser consumido con el estómago vacío, es decir un medio extremadamente ácido que si se administra el mismo medicamento después de haber consumido un vaso de leche lo cual hará que el estómago ya no sea un medio ácido sino más bien básico y por lo tanto no se logrará su efecto deseado. Este aspecto que parece ser tan simple, puede ser la diferencia para que una paciente con anemia ferropénica (en tratamiento con hierro) se pueda curar o no.

9. Cuando se ha realizado la administración efectiva del medicamento debemos hacer un adecuado registro, el registro es tan importante que puede significar la diferencia entre la vida y la muere de un paciente, por ejemplo si se utilizan electrolitos como el Potasio, siendo ue este último controla el bombeo cardíaco el no registrar que el paciente recibió el Potasio indicado podría hacer que el personal que ingresa en el truno siguiente lo vuelva a administrar y esto puede causar un paro cardíaco al paciente ocasionado un evento centinela.
10. Una vez que hemos culminado con el proceso de administración del medicamento nos queda un paso importante que es el seguimiento del paciente, un paciente puede desencadenar una rección adversa al uso de un medicamento en cualquier momento por ese motivo es necesario que el personal de salud que esta en contacto con el paciente o sus familiares estén al tanto de los posibles efectos y como identificarlos de inmediato para tomar medidas al respecto, el seguimiento un paso de vital importancia en el proceso de administración de medicamentos y de manera general no lo hace el médico tratante sino el personal de enfermería o los familiares del paciente.

Hay que resaltar que las mejores prácticas de control contra infecciones intradérmicas, intravenosas, subcutáneas e intramusculares recomiendan el uso de dispositivo medico descartable para cada procedimiento y cumplir con las normas de bioseguridad como son mantener asepsia y antisepsia al preparar y administrar medicamentos y una adecuada eliminación de los desechos hospitalarios. Capacitar al personal sobre el uso, almacenamiento, descarte y disposición final de los residuos corto punzantes.

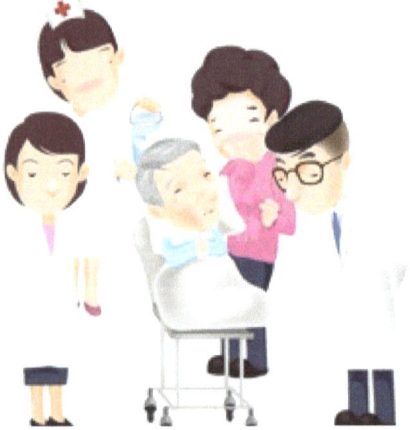

Administración de antibióticos profilácticos en procedimientos quirúrgicos:

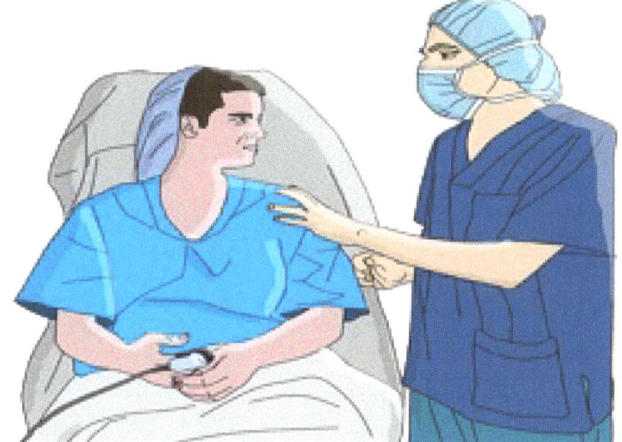

La administración segura y oportuna de antibióticos profilácticos es ampliamente reconocida como una manera eficaz de reducir infecciones postoperatorias. El objetivo es disminuir la incidencia de infecciones asociadas a la atención de salud relacionadas con herida quirúrgica, resultado de procedimientos quirúrgicos que se realicen en establecimientos de salud.

Los establecimientos de salud deben contar con un protocolo de manejo de antibióticos acorde a su historial epidemiológico, la administración debe ser dentro de 60 minutos para maximizar la concentración tisular, descontinuar la profilaxis antibiótica 24 horas después de realizar el procedimiento quirúrgico. En los casos que amerite descontinuar luego de las 48 horas, registrarlo en la historia.

Profilaxis de tromboembolismo venoso
El tromboembolismo venoso es la obstrucción de una o más venas por un coágulo (trombo) que puede ocasionar obstrucción de otros vasos a distancia (émbolos). La embolia pulmonar es una complicación grave, puede aparecer secundaria a una intervención quirúrgica o enfermedad médica que requiera largos períodos de estancia en cama, incluso en pacientes que han estado en cama por largos períodos previo a su hospitalización.

Las medidas profilácticas están dirigidas a impedir la formación del trombo. Dentro de las medidas profilácticas primarias en pacientes con riesgo se inluyen:

Profilaxis de medicamentos dentro de las 48 horas, uso de medias antiembolicas. En la evaluación del riesgo y medidas preventivas se debe proporcionar los cuidados de profilaxis acorde a la mejor evidencia disponible, todo paciente con factores de riesgo de acuerdo con la evaluación realizada en el establecimiento de salud deberá cumplir con el protocolo de medida preventivas para tromboembolismo aprobado.

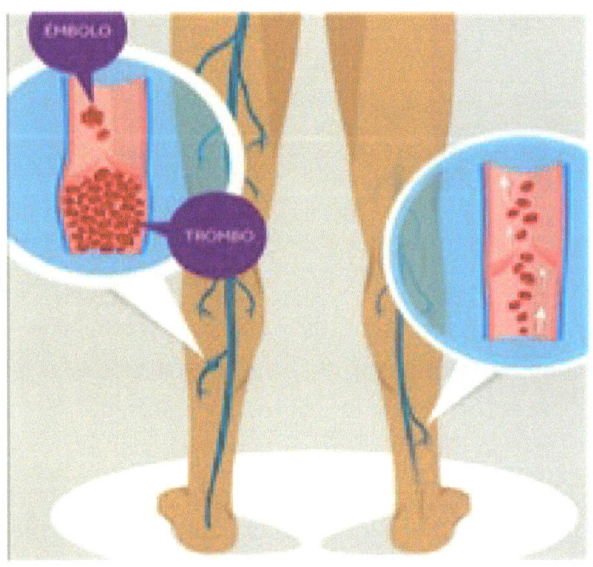

Prevención de úlceras por presión

Las úlceras por presión afectan la calidad de vida de los pacientes; reducen su independencia para el autocuidado y son causa de baja autoestima. Las intervenciones preventivas que han tenido impacto sobre la disminución de úlceras por presión son: cambios posturales, uso de superficies de apoyo que alivien la presión, hidratación de la piel en la zona sacra y mejorar el estado nutricional.

Es mandatorio seguir un protocolo de profilaxis de úlceras por presión, evaluar el cumplimiento del protocolo, y encargar tanto al profesional médico y cuanto al de enfermería la responsabilidad del cuidado del paciente, educar a la familia sobre las medidas profilácticas durante la estancia hospitalaria, y fuera del establecimiento de salud, registrar en la historia clínica cualquier signo de alarma informado por los familiares y/o cuidadores y tomar inmediatamente las acciones de correspondientes detalladas en el protocolo.

BIBLIOGRAFÍA

1. Ministerio de Salud Pública del Ecuador, Manual de Seguridad del Paciente, 2016.
2. Cardona, Á. M., Mirquez, J. C. R., García, D. T., Ossa, R. G., & Rodriguez-Morales, A. J. (2012). Seguridad del paciente: implementación de políticas para la creación de cultura en la promoción de prácticas seguras. Revista Médica de Risaralda, 17(2).
3. Salas, G., & Monica, S. (2015). Evaluación de la gestión técnica administrativa de enfermería en base a estándares de calidad y seguridad de atención a pacientes del hospital de atención integral del adulto mayor (Master's thesis, Universidad de las Fuerzas Armadas ESPE. Maestría en Gerencia y Administración de Hospitales).
4. Rodríguez, C. M. N., Santos, D. G., & Aragón, P. G. LA IMPORTANCIA DE LOS REGISTROS DE ENFERMERÍA EN SEVICIOS CRÍTICOS.
5. Marimon Bolivar, H., & Marquez Gomez, C. (2013). Revision sobre practicas seguras tendientes a disminuir la incidencia de eventos adversos.

CAPÍTULO 6

PRÁCTICAS SEGURAS ADMINISTRATIVAS ASISTENCIALES

Lcda. Evelyn Chávez

Evelyn Chávez

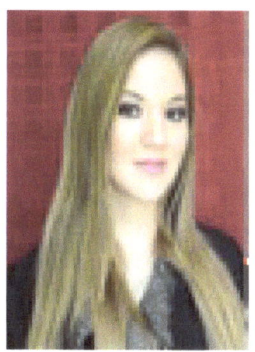

Licenciada en Enfermería, Universidad Central del Ecuador (2009), Magister en Gerencia en Salud para el Desarrollo Local, Auditora en Calidad de Atención de los Servicios de Salud, Auditora Interna ISO 9001-2015, Instructora en Evaluación del Índice de Seguridad Hospitalaria ISH, se encuentra cursando un Doctorado en Ciencias de la Salud. Experiencia laboral en actividades Técnico - Administrativas del Departamento de Enfermería y asesorías a diferentes hospitales a nivel nacional en procesos de Acreditación Internacional, ejerció funciones como docente del área Práctica del módulo de enfermería para el cuidado integral de la Mujer, en la Universidad Central del Ecuador, ha desempeñado cargos como Jefatura de Enfermería (IESS), Supervisora del Servicio de Emergencia (IESS), Supervisora Rotativa (IESS), Analista de Calidad de la Subdirección Nacional de la Garantía de la Calidad de los Servicios de Salud- IESS y actualmente ejerce funciones como Asesora de la Coordinadora Provincial de Prestaciones del Seguro de Salud de Pichincha- IESS.

Dedicatoria

A Dios y a mi Familia por ser el pilar más importante y por demostrarme siempre su cariño y apoyo incondicional.

A todas aquellas personas que viven la enfermedad del olvido, en toda la extensión de la palabra, quienes podrán haber perdido todo, menos su capacidad para amar y ser amados.

Introducción

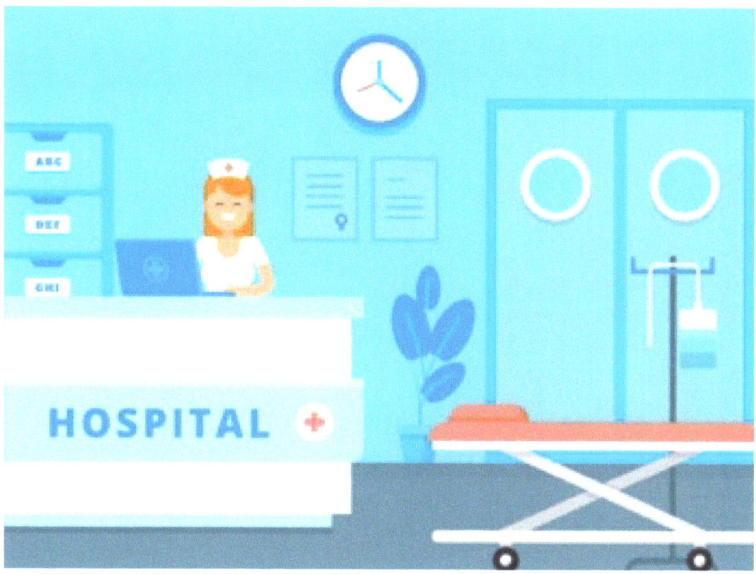

Un evento adverso se define como: "el daño no intencional ocasionado al paciente, no por la propia enfermedad y/o condiciones del paciente". Se ha estimado que uno de cada diez pacientes ingresados en un hospital sufre alguna forma de daño evitable. Los eventos adversos pueden estar en relación con problemas de la práctica clínica, de los productos, de los procedimientos o del sistema.

La Notificación de eventos relacionados con la Seguridad del Paciente hace referencia a los procesos y la tecnología implicada en la estandarización, formato, comunicación, retroalimentación, análisis, aprendizaje, respuesta y difusión del aprendizaje generado por el registro de eventos.

El informe del Institute of Medicine (IOM) estableció que la notificación de eventos constituye una estrategia clave para aprender de los errores y evitar su recurrencia. Sin embargo de ello, se estima que solo se notifican el 5% de todos los eventos adversos que se producen, con lo que el 95% de los eventos no se notifican, lo que es consecuente con la definición del modelo del Iceberg, que indica que la causalidad y ocurrencia del evento adverso, es la consecuencia final, derivada de una secuencia de procesos defectuosos que han favorecido la aparición del evento adverso o no lo han prevenido.

Sistemas de Notificación de Efectos Adversos

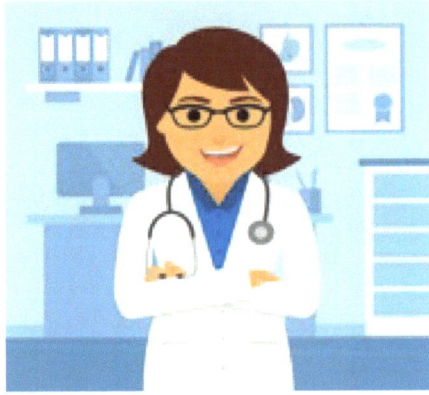

Los sistemas de notificación de eventos adversos deben tener las siguientes caracteristicas:

No punitivos: las personas que notifican están libres del miedo a represalias o castigo como resultado de la notificación.

Voluntarios: las personas que notifican lo hacen por espontánea voluntad y no por obligación.

Confidenciales: la identificación del paciente, del notificador y de la institución no debe ser revelada a personas ajenas al proceso de gestión de la seguridad del paciente, a excepciòn de los autorizados por la ley. Independientes: la notificación de eventos y/o eventos adversos debe ser independiente de cualquier autoridad con poder.

Análisis por expertos: los informes de la notificación son evaluados por expertos que conocen las circunstancias clínicas y están entrenados para reconocer las causas del sistema.

Análisis a tiempo: los informes son analizados de manera urgente y las recomendaciones rápidamente difundidas a las personas interesadas y pertinentes, especialmente cuando haya riesgos graves.

Orientación sistémica: las recomendaciones deben centrarse en mejoras hacia el sistema y a la/as persona/as que intervinieron en el proceso que causó el evento adverso.

Capacidad de respuesta: la notificación se realizará para todos los cuasi eventos, eventos adversos y eventos centinelas, independientemente de su tipología y gravedad. La gravedad del evento en su mayoría determinará la dificultad de notificación, siendo en los casos graves en los que laorientación no punitiva, la voluntariedad y el anonimato juegan un papel destacado para que el establecimiento o el profesional a comunicar lo haga con mayor confianza.

Se ha realizado una adaptación para ser usada en el Ecuador del International Classification for Patient Safety. De acuerdo con esta clasificación, los eventos a ser reportados responden a las siguientes categorías generales de acuerdo con su causa raíz.

Eventos relacionados: con procesos asistenciales clínicos, quirúrgicos, con infecciones asociadas a la atención en salud, con caídas del paciente, con accidentes del paciente, con los medicamentos, con la dieta – alimentación con el laboratorio clínico, microbiológico o patológico, con información de la historia clínica, con los dispositivos médicos con infraestructura/ instalaciones, con la transfusión de hemoderivados, con gestión de los recursos o con la gestión organizacional.

Notificación de Eventos Adversos

El principal objetivo de la notificación de eventos adversos es prevenir la ocurrencia y recurrencia de eventos no deseados asociados a la atención en salud, contribuyendo así, a la mejora del clima de seguridad para lo cual se requiere:

a) Implementar mecanismos de notificación de información sobre la ocurrencia de cuasi eventos, eventos adversos o eventos centinelas y

b) Fomentar mecanismos de gestión de los eventos notificados mediante la aplicación de herramientas metodológicas previamente establecidas.

c) Disminuir la incidencia de eventos adversos asociados a la atención de salud y,

d) complementar la mejora continua de la seguridad del paciente, estas serán realizadas por grupos de interés como familiares, pacientes, estudiantes, profesionales y servidores de salud.

c)Las notificaciones serán realizadas en forma escrita, recogiendo datos en el Formulario Notificación de Eventos relacionados con la Seguridad del Paciente y notificará a el/la líder del servicio, si es verbal se lo realizará con una entrevista y llenará el formulario la persona que este recibiendo la información que se puede canalizar con el departamento de servicio al usuario.

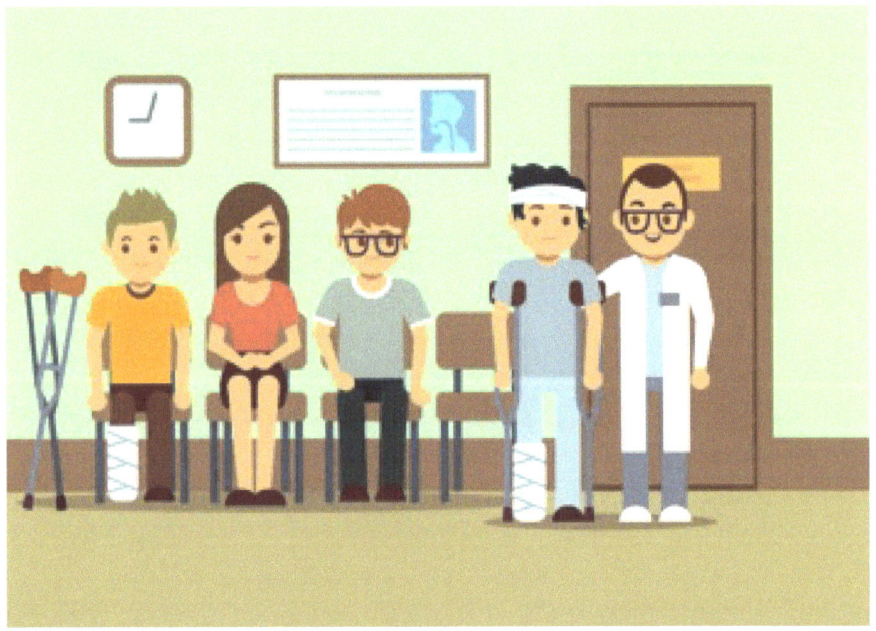

Una vez notificado el evento, el equipo de mejora continua de servicio, debe analizar el incidente a la brevedad posible, con la asesoría de la unidad de calidad se trazará un plan de acción inmediata y evitar un daño mayor. La responsabilidad de esta actividad será del equipo de mejora y la vigilancia será realizada por la unidad de calidad, el responsable de la unidad de producción a su vez emitirá esta información a la autoridad que corresponda en el establecimiento de salud. Todo evento gestionado, tendrá como resultado un plan de acción elaborado, ejecutado, verificado y evaluado. Las reacciones adversas de medicamentos (RAM) deben ser diferenciadas de los eventos adversos evitables. Una reacción adversa a un medicamento, por ejemplo, en el contexto de la seguridad del paciente, se considera un evento adverso no evitable (no prevenible) siempre que el medicamento o tecnología se aplique en dosis y forma adecuada, para la patología indicada.

Todo evento adverso debe ser informado al paciente y su familia, para lo cual debemos tener en cuenta las siguientes recomendaciones:
Establezca con el paciente y/o su familia una comunicación asertiva y efectiva, esta práctica le ofrece al paciente seguridad y confianza, cumpliendo con el respeto a los derechos de los pacientes, Utilice lenguaje común: usualmente no entienden términos médicos, exprese compasión por el sufrimiento ajeno:

Decir "siento mucho lo que ustedes están sintiendo" no es lo mismo que decir "fue mi culpa", siempre de una explicación sobre lo que pasó y por qué pasó. Su silencio puede ser interpretado por el paciente y/o su familia como una falta de compasión con su dolor, recuerde que decir lo siento no significa que usted esté aceptando culpabilidad, diferentes estudios han mostrado que para los pacientes es muy importante asegurarse de que el error sucedido con ellos no volverá a pasar, por lo tanto confírmeles que la institución tomará acciones en este sentido, brinde información sobre las opciones terapéuticas para el tratamiento oportuno y efectivo de las consecuencias del evento adverso sucedido, acompañamiento al paciente y su familia hasta la resolución del evento adverso, Importante, por ningún motivo prometa lo que no puede cumplir.

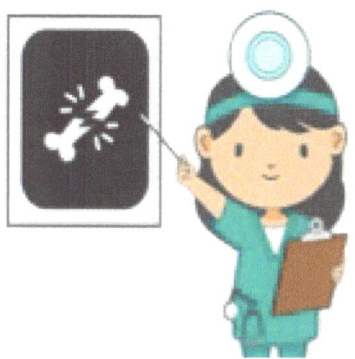

Prácticas quirúrgicas seguras

En los servicios quirúrgicos se presentan con frecuencia eventos que afectan a los pacientes hospitalizados, estos eventos son prevenibles si se utilizan correctamente las herramientas pertinentes de seguridad del paciente como por ejemplo la Lista de Verificación de Cirugía Segura, sugerida por la Organización Mundial de la Salud y modificada para el Ecuador, al aplicarla se busca cumplir su objetivo que es mejorar la seguridad durante los procesos quirúrgicos reduciendo el riesgo de error en los pacientes sometidos a estos procedimientos. En los establecimientos ecuatorianos desde el 2013 se implemento como parte de la normativa la utilización de los formularios que se describen a continuación para asegurar la realización de cirugías seguras:

Lista de Verificación de Cirugía Segura:

De acuerdo a lo establecido por el Ministerio de salud Pública del Ecuador en los establecimientos de salud que realicen intervenciones quirúrgicas, se aplicará Lista de verificación de Cirugía Segura (LVCS), en la cual se reflejarán los tres momentos durante la cirugía, antes, durante y después del procedimiento quirúrgico.

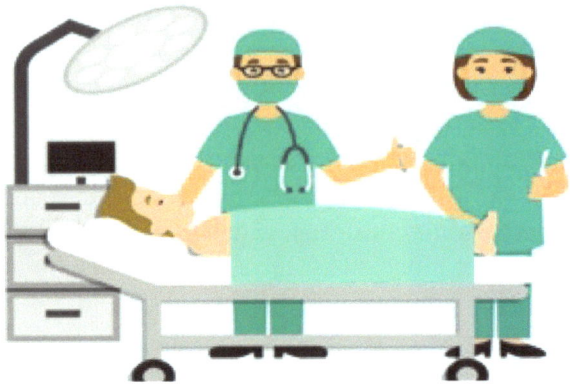

Uso de bombas de infusión

Para minimizar el riesgo del personal y los proveedores de servicios se recibe una capacitación permanente y efectiva en el uso adecuado de las bombas de infusión, cubriendo las necesidades clínicas del cliente, la competencia del personal para la ejecución de ésta práctica, de la manera que garantice el buen control hídrico de los pacientes vulnerable como son: geriátricos, pediátricos y neonatos, sin dejar de lado el buen juicio del profesional y su uso en medicamentos del alto riesgo y medicamentos de alta concentración. Es necesario que el establecimiento de salud cuente con documentos que justifiquen las capacitaciones antes mencionadas.

Higiene de manos

La prevención de Infecciones Asociadas a la Atención de Salud (IAAS), es un elemento clave para garantizar la seguridad del paciente. Todo paciente ambulatorio u hospitalizado está en riesgo de adquirir una infección relacionada con los cuidados de salud. Los programas de prevención y control tienen como punto fundamental la higiene de las manos, la aplicación correcta de esta medida ha demostrado ser la forma de prevención de infecciones menos costosa y más efectiva.

Según la Organización Mundial de la Salud los 5 momentos en los cuales se debe implementar esta medida de prevención son:

1. Antes de tocar al paciente.
2. Antes de realizar un procedimiento limpio o aséptico.
3. Después del riesgo de exposición a líquidos corporales.
4. Después de tocar al paciente.
5. Después del contacto con el entorno del paciente.

El objetivo es reducir la incidencia de Infecciones Asociadas a la Atención de Salud. La forma más efectiva de asegurar una higiene de manos óptima es realizar una fricción de las manos con un preparado de base alcohólica. Según las Directrices de la OMS, adicionalmente hay que lavarse las manos con agua y jabón cuando estén visiblemente sucias o manchadas de sangre u otros fluidos corporales.

La higiene de las manos y utilización de guantes para usos médicos
El uso de guantes no excluye la necesidad de la higiene de manos. La higienización de manos deberá practicarse siempre que sea apropiado, con independencia de las indicaciones respecto al uso de guantes. Quítese los guantes para proceder a la higiene de las manos cuando lleve guantes puestos y se dé la situación apropiada. Quítese los guantes después de cada actividad y lavarse las manos: los guantes pueden ser portadores de gérmenes Colóquese guantes sólo en los casos indicados de aislamiento de contacto y como barrera de protección en los diferentes procedimientos en los cuales se vaya a manipular o exponer a fluidos del pacientes, ejemplo una canalización de vía periférica.

Prevención de caídas
Todos los pacientes que se encuentran hospitalizados o que se atienden en un establecimiento de salud, tienen el riesgo de sufrir caídas, las mismas pueden causar eventos adversos o centinela, Los pacientes mayores de 65 años son quienes tienen mayor riesgo de caída y muerte por esta causa. Otro grupo poblacional vulnerable son los pacientes pediátricos, las medidas preventivas en estos casos incluyen un acompañante permanente, inmobiliario adecuado como, cuneros para los menores de 3años, sistemas de alarma en casos de ayuda, sistemas de protección tipo acolchonados alrededor de camas y cunas con barandas de protección angostas.

El objetivo es reducir los riesgos de caídas y sus efectos negativos en la seguridad del paciente en establecimientos de salud. Es importante clasificar pacientes con riesgo de sufrir caídas según un instrumento técnico, una de las escalas más utilizadas en la escala de Morse en los adultos y MACDEMS en los pacientes pediátricos.

Estandarizar medidas para reducir caídas según el riesgo identificado, Programar educación para la salud a pacientes y familiares sobre la prevención de caídas.

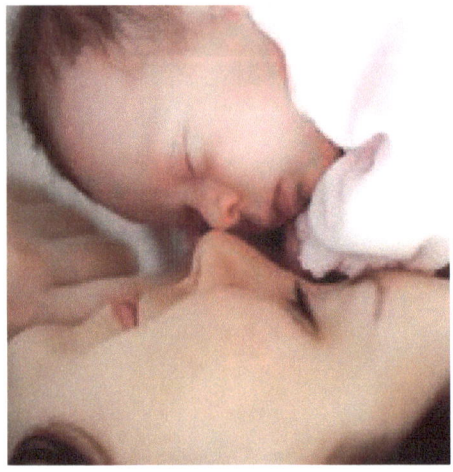

Educación en Seguridad del Paciente
La Guía Curricular de Seguridad del Paciente planteado por la OMS es un programa integral destinado a lograr un aprendizaje en seguridad del paciente para el paciente/usuario, familiares y equipos de salud, mediante el cual se promueve la incorporación de estas temáticas en las carreras de la salud, el trabajo con seguridad como equipo, comunicación eficaz, identificación prevención y manejo de eventos adversos y cuasi eventos, uso de evidencia e información y conducta ética.

Con el objetivo de que al final del entrenamiento tanto del pregrado como del posgrado se fortalezcan las competencias de todos los profesionales de la salud en los establecimientos en los que ejerzan su práctica profesional en el área de salud, todas las instituciones de educación superior en ciencias de la salud, deberían incorporar las prácticas seguras descritas, en sus programas curriculares.

BIBLIOGRAFÍA

1. Ministerio de Salud Pública del Ecuador, Manual de Seguridad del Paciente, 2016.
2. Cardona, Á. M., Mirquez, J. C. R., García, D. T., Ossa, R. G., & Rodriguez-Morales, A. J. (2012). Seguridad del paciente: implementación de políticas para la creación de cultura en la promoción de prácticas seguras. Revista Médica de Risaralda, 17(2).
3. Salas, G., & Monica, S. (2015). Evaluación de la gestión técnica administrativa de enfermería en base a estándares de calidad y seguridad de atención a pacientes del hospital de atención integral del adulto mayor (Master's thesis, Universidad de las Fuerzas Armadas ESPE. Maestría en Gerencia y Administración de Hospitales).
4. Rodríguez, C. M. N., Santos, D. G., & Aragón, P. G. LA IMPORTANCIA DE LOS REGISTROS DE ENFERMERÍA EN SEVICIOS CRÍTICOS.
5. Marimon Bolivar, H., & Marquez Gomez, C. (2013). Revision sobre practicas seguras tendientes a disminuir la incidencia de eventos adversos.

CAPÍTULO 7

PRÁCTICAS SEGURAS AMBIENTALES
Lcda. Ruth Margarita Telenchana T.

Ruth Margarita Telenchana T.

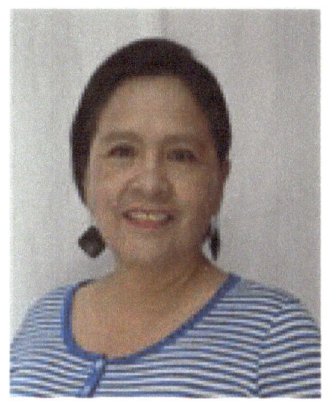

Empezó su carrera profesional en el Hospital Vozandes Quito como enfermera de cuidado directo. Realice estudios de cuarto nivel y combinó su trabajo operativo y gerencial situación de compromiso y entrega, actualmente Trabaja en la maternidad de Nueva Aurora, en el área administrativa contribuyendo en los procesos de calidad para lograr lograr una atención de calidez y amor tanto para el usuario interno y externo.

Dedicatoria

Este libro está cariñosamente dedicado a mi hijo Josué Patricio y a a mi esposo Marco Elías, han sido de gran ayuda por su comprensión, apoyo, consistencia, cualidades de inestimable valor que a lo largo de los años hemos compartido.

La calidad y la seguridad son factores importantes actualmente, por lo que he llegado a convencerme que la búsqueda para mejorar la atención al paciente es una meta cuyo logro vale la pena.

Introducción

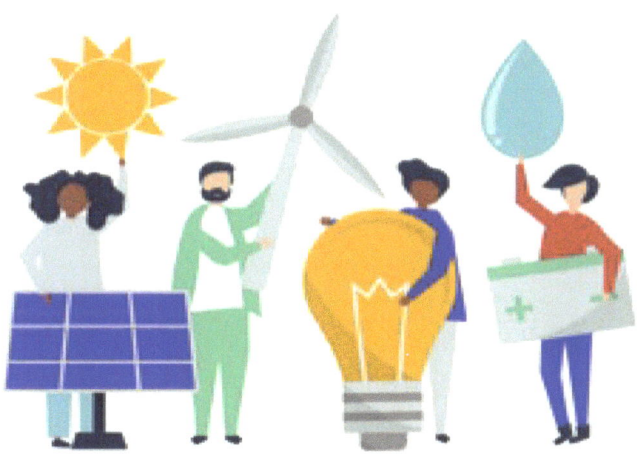

En la actualidad cada minuto, cada mes cada año cientos de personas que son atendidos en los hospitales y centros de salud y se espera que sean tratados exitosamente y de forma segura.

Sin embargo, varios factores como el cambio en la pirámide epidemiológica, es decir el cambio que existió en las enfermedades que afectan mayormente a la población ecuatoriana pasó de patologías agudas e infecciosas a patologías crónicas en los últimos años, esto sumado a los adelantos en la tecnología y el impresionante crecimiento del conocimiento en salud de las últimas décadas han creado sistemas de salud complejos, sin embargo de lo dicho nuestro sistema de salud todavía no ha logrado adaptarse al manejo de patologías crónicas y sus consiguientes complicaciones por lo cual se han evidenciado nuevos riesgos, estos han logrado evidenciarse con la implementación de las notificaciones de eventos adversos que afectan a los pacientes a pesar de la dedicación y profesionalismo del personal de salud.

No es posible hablar de una verdadera seguridad del paciente sin visualizar la atención indirecta al paciente y su entorno. Hablar de entorno del paciente engloba a los establecimientos de salud en su completa extensión. Este entorno constituye la edificación del establecimiento, materiales y equipamiento. Es un hecho que el medio ambiente en los establecimientos de salud está contaminado por microorganismos potencialmente patógenos. Se ha demostrado con evidencia que determinados reservorios ambientales fueron el origen de brotes de colonización e infección nosocomial, se considera que el medio ambiente inanimado es importante en la adquisición y diseminación de las infecciones nosocomiales endémicas. Por eso se piensa que todo lo que rodea al paciente debe ser sometido a una vigilancia epidemiológica rigurosa. En los establecimientos sanitarios hay una elevada prevalencia de microrganismos patógenos. Cuando la higiene de las instalaciones no se cuida, los pacientes, los profesionales sanitarios, los familiares y las personas que viven en las proximidades corren un riesgo muy elevado de contaminación.

Toda unidad que brinde servicios de salud tiene que aplicar medidas preventivas para brindar una atención bajo los parámetros de seguridad, tomando en cuenta los siguientes aspectos:

- La circulación de personas debe ser regulada en los distintos sectores del hospital, en especial en las áreas de internación, unidades críticas, unidades de trasplante y quirófano.
- Los sistemas de ventilación deben tener adecuado mantenimiento, limpieza y cambios regulares de filtros de acuerdo con las sugerencias del fabricante.
- La construcción o renovación de sectores en el ámbito sanitario debe efectuarse con barreras físicas adecuadas para evitar la polución ambiental.
- Deben aplicarse las medidas específicas recomendadas para asegurar la ausencia de contaminación de los reservorios de agua.
- Las superficies de techos, paredes y pisos deben estar en perfecto estado de conservación.
- Los residuos hospitalarios deben manejarse según normas y protocolos.

Durante la estancia del paciente sea esta corta o prolongada se tiene que aplicar medidas de control a los riesgos que está expuesto, riesgos físicos como luz, ruido y temperatura hospitalaria; riesgos químicos como los desinfectantes que se utiliza para la limpieza y desinfección de ambientes y equipos biomédicos; riesgos biológicos como la eliminación de los residuos que se generan durante su atención y la limpieza de ambientes.

Es mandatorio para garantizar la seguridad del paciente que exista una adecuada dotación tanto para el personal que se encuentra en atención directa del paciente así como para las personas que ingresan en el establecimiento de salud y los profesionales que brindan una atención indirecta a los pacientes o sus familiares, los usuarios (internos y externos) deben tener siempre cerca el material para lavarse las manos con un punto de distribución de agua limpia y segura, jabón y papel toalla para poder usarlo cuando lo necesiten. Adicionalmente a la higiene de manos, se pueden utilizar soluciones alcohólicas antisépticas (no acuosas) para desinfectar las manos de forma rápida y frecuente. Los dispensadores de estos productos se pueden instalar en puntos específicos o pueden ser transportados por el personal sanitario cuando cambie de paciente.

• Dotar de instalaciones para gestionar con seguridad los residuos sanitarios, a fin de mantener en condiciones de seguridad todos los residuos infecciosos. Para ello se deberán colocar contenedores con códigos de color en cada habitación donde se generen residuos.
• Proporcionar equipos de limpieza para que el personal limpie las superficies con regularidad y accesorios para que el establecimiento esté visiblemente limpio y libre de polvo y suciedad. Alrededor del 90% de los microorganismos se encuentran en la suciedad visible, y el propósito de la limpieza es eliminar esta suciedad.
• Los platos y cubiertos se lavan en agua caliente con detergente inmediatamente después de su uso, y se dejan secar al aire. No se deben utilizar paños de secado, ya que podrían transmitir infecciones.
• Reducir la densidad de los vectores de enfermedades. La gestión adecuada de los residuos, la higiene de los alimentos, un sistema de evacuación de aguas residuales y un entorno limpio son medidas básicas para luchar contra la presencia de vectores.

Asegurarse de que los edificios están bien ventilados para que sus ocupantes puedan respirar aire limpio y no contaminado. Esta medida es especialmente importante si los pacientes sufren infecciones agudas de las vías respiratorias, protocolos de aislamiento. Los baños deben estar diseñados, construidos y mantenidos de forma que su uso sea higiénico y aceptable y no se conviertan en focos de transmisión de enfermedades.

Debido a la dinámica de su actividad y su relación causal con elementos externos, las instituciones que brindan servicios de salud pueden provocar efectos en el entorno circundante y generar desequilibrios en los ambientes físico, químico y biológico al igual que significativo, debido en su mayoría al consumo intensivo de agua, energía y a la generación de residuos tanto biológicos como de material y equipo médico, por lo que es necesaria una adecuada gestión ambiental que permita evitar, o en su defecto minimizar estos impactos y que tenga en cuenta la alta peligrosidad de algunas de estas emisiones. Las administraciones locales deben contar con instituciones y estructuras en el campo de la salud ambiental que controlen la operación de los establecimientos de salud con relación a sus actividades de saneamiento, riesgo ambiental y recursos naturales. La revisión de los principales aspectos de la gestión ambiental en los establecimientos de salud con el propósito de identificar alternativas de manejo ambiental y aspectos por mejorar en la ejecución de sus operaciones en esta área.

Una gestión ambiental eficiente podría significar para la organización ahorros en dinero y en recursos, impacto favorable sobre la imagen institucional, disminución en las enfermedades nosocomiales y una menor huella ambiental, estas son tan solo algunas de las ventajas que se obtienen al establecer y aplicar una política responsable de segregación, tratamiento y disposición de desechos provenientes de los establecimientos de salud.

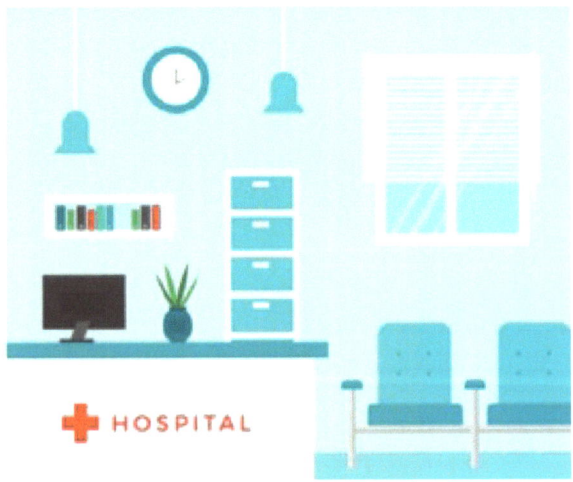

Expertos latinoamericanos sobre el tema hacen un recorrido por las prácticas más recomendadas para el manejo de desechos y su aplicación en la región indicando que deben minimizar el transporte de desechos y su aplicación en la región indicando que deben minimizar el transporte de desechos (tratamiento y disposición local).

Por su parte, los desechos infecciosos deben ser desinfectados (a través de sistemas de autoclave) y luego dispuestos en vertederos especializados.

Desafortunadamente en América Latina la incineración que genera emisiones contaminantes como dioxinas, furanos, metales pesados, gases ácidos y material particulado sigue siendo una práctica frecuente y por ello, urgen medidas para concientizar a todas las personas involucradas en la gestión de residuos sobre la importancia de hacer una adecuada segregación y aprovechamiento de los desechos comunes promoviendo una cultura de reciclaje y sobre la forma correcta de disponer de todos los demás desechos infecciosos y peligrosos.

Las prácticas de gestión responsable de los desechos tienen que ser parte de un plan de gestión ambiental integral y deben ser vistas como un componente más de las acciones necesarias para evitar infecciones nosocomiales que generan costos adicionales para los sistemas de salud. La capacitación del personal médico y paramédico en prácticas de segregación utilizando diferentes recipientes y bolsas identificados por colores y símbolos es una de la herramientasclaves para garantizar el éxito de esta gestión.

El protocolo a seguir para segregar los desechos, es clasificarlos adecuadamente en desechos peligrosos y no peligrosos por ejemplo, los peligrosos en bioinfecciosos, punzocortantes, químicos y farmacéuticos (equipo médico), segregarlos en el momento mismo en el que se producen es un punto importante y clave para el éxito de la adecuada disposición de los desechos.

La OMS dice que por cada dólar invertido en prevención se ahorran diez en curación, se recomienda impulsar la responsabilidad ampliada al productor para que los productos sean diseñados de manera que generen menos desperdicios y duren más tiempo así como utilizar menos materia prima peligrosa y menos material de envasado.

Disposición de equipos en desuso

El equipo médico que entra en desuso o que termina su vida útil puede ser reaprovechado mediante la recuperación de los metales y el plástico. Lo ideal según es que cada hospital cuente con mecanismos efectivos para hacerse responsable de una disposición final segura de estos equipos. En general los países de América Latina producen mucho menos desechos de este tipo porque su capacidad de compra es menor. Como entidades de salud tenemos que enfatizar de manera prioritaria que los productores y vendedores de equipos empiecen por hacerse responsables de una disposición final segura del producto, y que no sea el hospital quien se tenga que hacer cargo de esto. Hay una parte que se trabaja con los recuperadores que pueden hacer algo con algunos de los materiales que se utilizan, siempre y cuando no sean peligrosos.

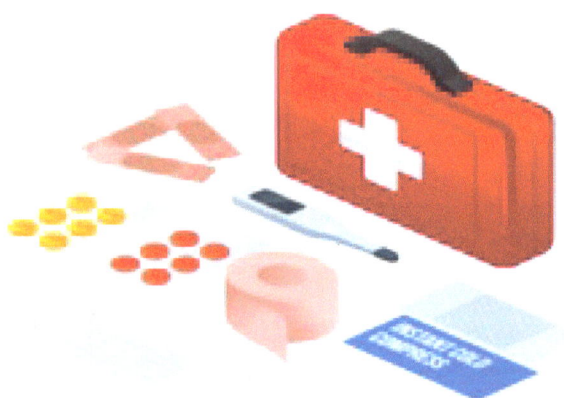

La Gestión ambiental hospitalaria es responsabilidad del productor o distribuidor durante todo el ciclo de vida del implemento o instrumento, de tal manera que su compromiso se extiende hasta la disposición final. Los proveedores vuelven a comprar sus equipos como chatarra o se los llevan. La preocupación de los hospitales es, por ejemplo, cuando hay un equipo de rayos X y quieren garantizar que este sea inutilizado antes de entregarlo. La reducción y segregación son técnicas en las que solo los residuos peligrosos e infecciosos sean sometidos a un tratamiento adicional y permite la recuperación o reutilización de componentes útiles. Según Salud Sin Daño, clasificar los residuos hospitalarios una vez que se han mezclado con otros residuos, es sumamente peligroso y no debería siquiera intentarse.

El primer paso es capacitar a todo el personal de salud para concientizarlos sobre qué pasa cuando se genera un desecho, a dónde va este a parar y qué disposición se le da. Una vez que se sensibiliza a toda la población en los establecimientos de salud, hay que empezar a poner cartelería y mantener una política constante de capacitación y educación. El uso de recipientes apropiados para la segregación garantiza una manipulación segura por parte del personal y una adecuada identificación de su contenido para su disposición final. Por ejemplo, los descartadores para elementos corto punzantes deben ser de material plástico rígido, suficientemente grueso y resistente para no ser atravesado por agujas u hojas de bisturí.

Los insumos, equipos médicos pueden ser reutilizados siempre que estén diseñados para ese propósito y soporten el proceso de esterilización. La OMS lista entre los artículos reutilizables botellas de vidrio y contenedores. La Organización recomienda que después de su uso estos artículos sean recogidos por separado de los elementos no reutilizables y sean esterilizados según sea el caso. Las jeringas y catéteres de plástico no deben ser esterilizadas térmica o químicamente, sino que deben ser desechadas aclara la OMS.

Para facilitar el aprovechamiento de los materiales reutilizables, se recomienda no adquirir implementos médicos metálicos desechables.

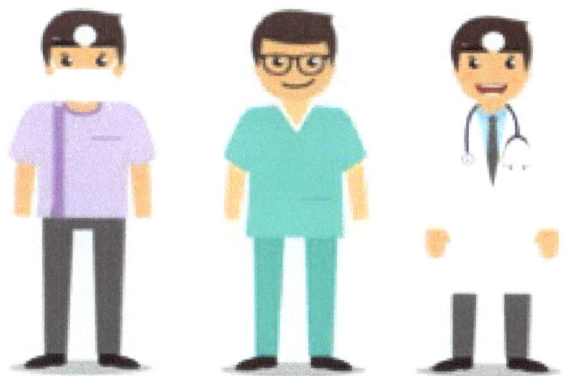

En lo que se refiere al reciclaje al interior del hospital, hay elementos con un importante valor comercial como son las bolsas de suero de PVC, el papel y cartón utilizado, las placas de rayos X y los líquidos provenientes del revelado de las mismas. Estos contienen cantidades importantes de plata, la cual es relativamente fácil de recuperar, mientras que el plástico de las placas puede ser reutilizado. Otros elementos que pueden ser reciclados son: baterías y pilas, papel blanco de oficina, cartón corrugado, aluminio, vidrio (excepto aquellos contenedores de materiales peligrosos como reactivos o medicamentos), periódicos, revistas, latas de acero, plata, cartuchos de tóner, lámparas fluorescentes y transparencias.

En América Latina hay exitosos y consolidados proyectos de reciclaje y reutilización de los residuos no infecciosos, que sirven como modelo para otros centros sanitarios de la región. En Brasil, por ejemplo, el hospital Sirio-Libanes reaprovecha papeles, plásticos, metales, vidrio, lámparas fluorescentes, pilas y baterías, además de los alimentos de la cocina del hospital que se destinan a proyectos de compostaje. Los materiales no orgánicos son enviados a empresas que hacen el reprocesamiento o el descarte correcto de los mismos. Los sólidos se remiten a un tercero, quien los reprocesa y devuelve al hospital una parte de los plásticos reaprovechados como bolsas de basura transparentes que utilizan para reciclaje.

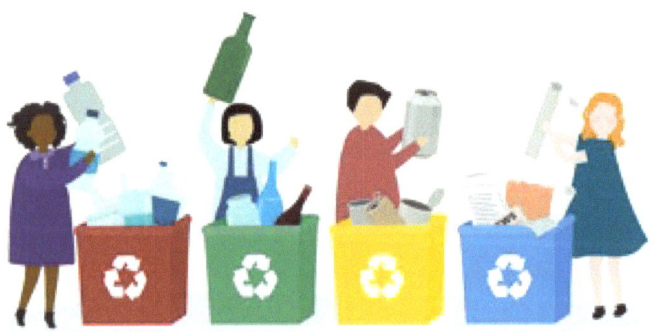

En Argentina, el Hospital Garrahan trabaja con la comunidad en el de la venta de estos artículos es reutilizado en el mismo hospital. A la reciclaje de papel, cartón, tapas de plástico y llaves, y el dinero generado fecha han reciclado más de 60 mil toneladas de papel, 2.600 toneladas de tapas, y 2.628 kilos de llaves. En Costa Rica, el Hospital de San Ramón lleva 10 años utilizando desechos vegetales y miel de purga en proyectos de compos infecciosos.

El Convenio de Estocolmo, firmado por más de 150 países incluidos muchos de América Latina, promueve seguir las mejores prácticas ambientales y acudir a las mejores técnicas disponibles para reducir la cantidad de dioxinas generadas por la incineración de residuos. Hoy en día el método de tratamiento alternativo más popular y recomendado, es el de la esterilización en autoclaves que, a diferencia de los incineradores, calienta los residuos a temperaturas lo suficientemente altas como para desinfectar, pero no lo suficientemente calientes como para quemar y enviar contaminantes al aire, tales como las dioxinas y los furanos. Los autoclaves se fabrican en una amplia gama de opciones que se adecuan a la mayoría de las necesidades, y su empleo resulta familiar para los sistemas de salud que los usan rutinariamente para esterilizar productos quirúrgicos y otros productos médicos

El tratamiento de estos residuos infecciosos debe hacerse in situ, porque al transportar los desechos, el establecimiento de salud pierde el control sobre los mismos y se pierde la razón principal para darle tratamiento a los desechos infecciosos, la cual es disminuir su peligrosidad para que puedan ser transportados al relleno sanitario en condiciones seguras. Sin embargo, la representante de Salud Sin Daño en América Latina insiste en que, si bien son ciertos son riesgos y la realidad es que en el contexto latinoamericano el tratamiento in situ es costoso y los hospitales no están en la capacidad económica de tratar sus residuos individualmente algunos centros hospitalarios tienen una muy buena gestión de residuos y han conseguido minimizar la cantidad de residuos infecciosos o patogénicos, para luego tratarlos con pequeños autoclaves que se instalan dentro del establecimiento de salud, y que se han adaptado a partir de los utilizados para esterilizar los materiales quirúrgicos. Lastimosamente en términos generales, el costo es muy alto y no se justifica que cada establecimiento de salud tenga un autoclave porque tendrían que generar gran cantidad de residuos, para compensar el gasto que implica el comprar un autoclave.

El primer paso para completar es que el establecimiento de salud mejore su propia gestión de residuos y trabaje en minimizar la cantidad de desperdicios que genera, ya sean comunes, patogénicos o infecciosos. Después puede aliarse con otros establecimientos de salur que estén en un radio cercano e instalar un autoclave común para que puedan tratar todos los residuos.

Si el establecimiento de salud mejora la gestión de sus residuos infecciosos y los reduce, puede utilizar una heladera o un lugar para mantenerlos fríos y esperar una semana o hasta 10 días hasta que venga un camión, los colecte y los lleve al autoclave que tiene en común con otras instituciones.

Es importante destace que los establecimientos de salud sobretodo los hospitales ejercen efectos significativos en la salud ambiental, tanto en las fases previas como posteriores a la prestación del servicio, a través de los recursos naturales y los productos que consumen, así como de los residuos que generan.

La OMS ha publicado una serie de principios básicos que señalan a la gestión segura y sustentable de los residuos de la atención médica como un imperativo de la salud pública e instan a todos los actores relacionados con esta actividad a sostenerla y financiarla adecuadamente. Los gobiernos de todo el mundo, a través de la Asamblea Mundial de la Salud, han hecho un llamamiento para afrontar más activamente la problemática de los residuos médicos.

Un Relator Especial de la Comisión de Derechos Humanos de las Naciones Unidas ha propuesto "el desarrollo de un marco legal internacional amplio para la protección de la salud humana y el medio ambiente contra los efectos adversos de la gestión y disposición inadecuada de los desechos médicos peligrosos. Lamentablemente, la gestión de los desechos sanitarios no cuenta aún con el adecuado financiamiento ni una implementación correcta. La combinación de las propiedades tóxicas e infecciosas de los desechos médicos representa una amenaza real, aunque subestimada, para la salud pública y para el medio ambiente.

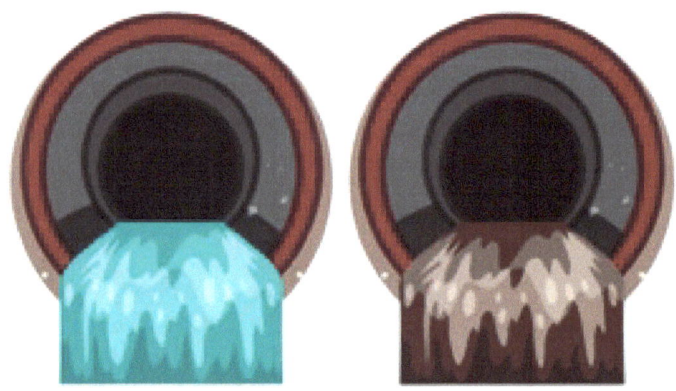

Un análisis reciente de la bibliografía sobre el tema llegó a la conclusión de que más de la mitad de la población mundial está en situación de riesgo debido a los efectos de los desechos sanitarios sobre la salud. Las aguas residuales de los hospitales suelen excluirse de la lista de desechos médicos, pero también corresponde tenerlas en cuenta. El afluente de los establecimientos de salud contiene más patógenos resistentes a los medicamentos, mayor variedad de sustancias químicas y más materiales peligrosos que las aguas servidas domésticas.

La incineración de residuos médicos genera diversos gases y compuestos peligrosos, entre ellos, ácido clorhídrico, dioxinas y furanos, y metales tóxicos: plomo, cadmio y mercurio. La disposición de desechos sólidos produce emisiones de gases de efecto invernadero, incluido el metano, un gas de efecto invernadero veintiuna veces más potente que el dióxido de carbono.

Los desechos sanitarios, debidamente gestionados, no deberían causar ningún efecto adverso en la salud humana ni en el medio ambiente. La gestión de los desechos médicos es compleja, y sus buenos resultados dependen, en gran medida, de cambiar los hábitos del personal sanitario.

En este sentido, la reducción de desechos y su adecuada separación resultan esenciales. Al clasificar apropiadamente y reducir los desechos, los hospitales no solo evitan los costos de disposición y los peligros ambientales, sino que además, a menudo, pueden reciclar gran parte de sus desechos no médicos, con lo que reducen la cantidad de materias primas, energía y procesamientos requerida para reemplazar los productos utilizados.

Por otra parte, cuando se mezclan desechos no médicos y desechos médicos peligrosos, los hospitales terminan incurriendo en cargas adicionales para disponer mayores volúmenes de desechos médicos, costo que puede superar por varios múltiplos el de disponer desechos no médicos. Los establecimientos de salud pueden reducir la cantidad de desechos y de emisiones de gases de efecto invernadero que generan transformando sus desechos en abono y materia prima para ser reutilizada.

BIBLIOGRAFÍA

1. Calabrese, G. (2005). Riesgos biológicos y ambientales. Revista Argentina de Anestesiología, 235.
2. Batista Pereda, Yubel, et al. "El análisis de la situación de salud hospitalaria: herramienta para la gestión de hospitales del Instituto Ecuatoriano de Seguridad Social." Revista Médica Electrónica 38.4 (2016): 530-542.
3. Vera, C., & Estefanía, R. (2017). Plan para el mejoramiento de seguridad en el paciente pediátrico hospitalizado por parte del personal de enfermería del Hospital Padre Alberto Buffoni en el periodo enero a diciembre 2018 (Master's thesis, Quito).
4. Huang, H., Hsiang, L., & Quiroz Villacreses, J. F. (2017). Manejo de Desechos Biológicos Hospitalarios en un Hospital Nivel 3 (Bachelor's thesis, Universidad de Guayaquil, Facultad de Ingeniería Química).
5. Díaz, F. M. H., de Flores, Y. A. S., García, A. C. F., Huisacayna, L. K. N., & Cayampif, R. Y. (2015). MANEJO DE DESECHOS HOSPITALARIOS POR PACIENTES, FAMILIARES E INTERNAS DE ENFERMERIA DEL SERVICIO DE MEDICINA Y CIRUGÍA, HOSPITAL SANTA MARÍA DEL SOCORRO DE ICA. SETIEMBRE 2013-SETIEMBRE 2014. Revista Enfermeria A la Vanguardia, 3(1), 19.
6. Irausquín, C., Rodríguez, L., Acosta, Y., & Moreno, D. (2014). Gestión del manejo de desechos sólidos hospitalarios. Una perspectiva práctica. Multiciencias, 12.

CAPÍTULO 8

GESTIÓN DE CALIDAD E INDICADORES EN EL MINISTERIO DE SALUD PÚBLICA DEL ECUADOR (MSP)

Mgs. María Isabel Manguia

María Isabel Manguia

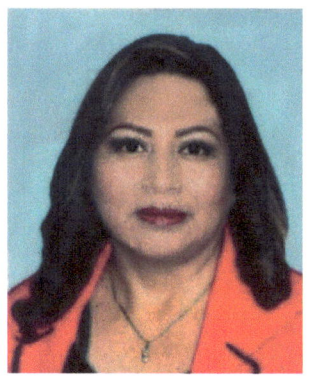

Nació en Quito, Ecuador en 1969. Licenciada en Enfermería en la Universidad Central del Ecuador, Facultad de Ciencias Médicas, Escuela Nacional de Enfermería en el año 1996. Diplomado Superior en "Salud y Desarrollo Local" y la Especialidad en "Gerencia y Planificación Estratégica en Salud" en la Universidad Técnica Particular de Loja en
2005. Maestría en "Gerencia en Salud para el Desarrollo local" en la Universidad Técnica Particular de Loja en 2006.

Jefe de Enfermeras en el Servicio de Hospitalización, en el Tercer Piso del Hospital Vozandes Quito de 1998 a 2001. Jefe de Enfermeras Servicio de Hospitalización Segundo piso Hospital Vozandes Quito de 2003 a 2005. Jefe de Enfermeras del Servicio de Emergencia Hospital Vozandes Quito de 2009 a 2013. Coordinadora de Enfermería en el Servicio de Emergencia del Hospital General Docente de Calderón MSP en 2015.

Organizadora del Primer Congreso Internacional de Enfermería Vozandes Humanización e Innovación en la "Atención de Enfermería al Adulto Mayor" en 2008. Organizadora del Segundo Congreso Internacional de Enfermería del Hospital Vozandes "Emergencia Trauma y Desastres" en
2009. Docente de Práctica de la Universidad Central del Ecuador Escuela Nacional de Enfermería. Actualmente se desempeña como Subdirectora de Enfermería en el Hospital Gineco Obstétrico de Nueva Aurora Luz Elena Arismendi. 2017.

Dedicatoria

A Dios por permitirme llegar a este momento tan especial.

De igual forma dedico este trabajo a mi madre que ha sabido formarme con valores ,principios , ética y moral ,lo cual me ha permitido salir adelante en los momentos difíciles y cumplir mis metas.

A mi padre el cual a pesar de haberlo perdido ha estado cuidándome y guiándome desde el cielo.

A mi esposo Raúl y a mis princesas Karol ,Samantha ,Génesis porque me han brindado su apoyo incondicional en todo este proceso ,además por compartir conmigo buenos ,malos momentos y no dejarme caer jamás pues son el motor de mi vida.

Introducción

La Gestión de Calidad está enfocada en garantizar una atención sanitaria efectiva y eficiente, centrada en el paciente, y por su seguridad, mejorando de forma continua la calidad de nuestros servicios mediante la orientación hacia los resultados, orientación al usuario, liderazgo y constancia en los objetivos, gestión por procesos y hechos, desarrollo e implicación de las personas, aprendizaje, innovación y mejora continua, desarrollo de alianzas, responsabilidad social, el análisis de datos y la identificación de áreas de mejora, cumpliendo la normativa aplicable a todas las actividades de los establecimientos de salud públicos y privados, potenciando el desarrollo profesional como principal motor de innovación y conocimiento de nuestro establecimiento en los servicios que brinda, respetando el medioambiente y cumpliendo con la normativa de seguridad y salud dentro de los principios bioéticos que regulan el accionar en la salud.

Teniendo como horizonte la excelencia, enfocado en el Sistema Integral de Gestión de Calidad; también tiene como referencia el escenario socioeconómico, la excelencia en el sector sanitario no se contempla sólo desde un punto de vista científico y humanístico, también gestionando bienes públicos y se debe buscar el máximo rendimiento, aplicando principios efectividad, eficiencia y responsabilidad ética en la gestión de estos recursos.

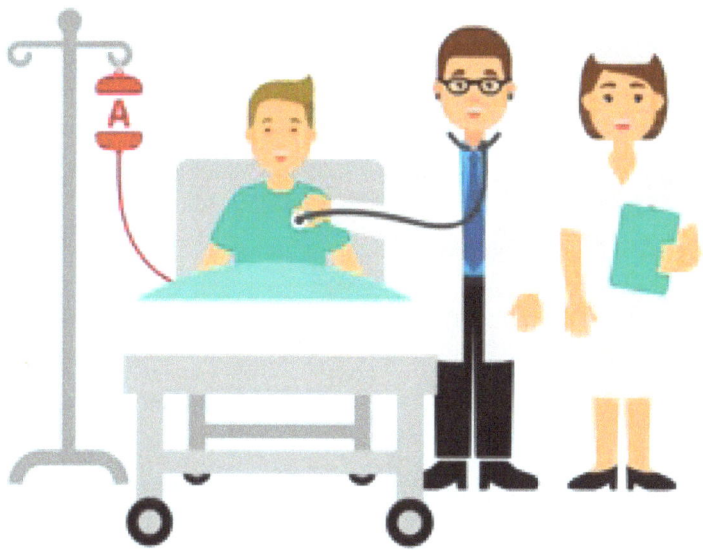

El Ministerio de Salud Pública del Ecuador (MSP), en cumplimiento de los objetivos del Plan Nacional de Desarrollo, trabaja permanentemente para mejorar de manera continua la calidad de la atención que brinda a la población ecuatoriana, contribuyendo así a mejorar la calidad de vida de la población y brindarles una mayor satisfacción. Un Sistema de Garantía de la Calidad en Salud contribuye al mejoramiento de la salud de los habitantes de un país a través de sus mecanismos de regulación externa de la calidad de atención (Licenciamiento, Acreditación, Certificación), y mecanismos internos de monitoreo y mejora continua de la calidad en los servicios. La calidad de la atención en salud es el resultado de una definición adecuada de los contenidos de atención, es decir normas y estándares actualizados y basados en evidencia científica y de la ejecución apropiada de los procesos de la atención a los/as usuarias de acuerdo con esas normas.

Un sistema de garantía de calidad se inserta en la estructura funcional del ente rector (MSP) que norma los procesos de atención, establece estándares e indicadores de calidad, define un mecanismo de monitoreo y de mejoramiento continuo de la calidad, y desarrolla una cultura de calidad orientada hacia la satisfacción del/a usuario/a.

Este modelo de calidad persigue un cambio cultural asentado en el compromiso de los profesionales por alcanzar esa excelencia, cimentada en el liderazgo de la Gerencia Hospitalaria y la Dirección Asistencial. La Gestión por Procesos en los establecimientos de salud se debe basar en estándares nacionales de calidad y seguridad del paciente que conlleva a una Cultura de Mejora Continua que le permita introducir la excelencia en la gestión como pilar básico que garantice la efectividad y eficiencia en la provisión de servicios sanitarios. Dentro de este marco se debe trabajar en los estándares nacionales y la Estrategia de Seguridad del Paciente.

Dos aspectos básicos de la calidad de la atención son la Calidad Técnica, que se refiere a que los contenidos técnicos y la ejecución de la atención de salud deben ceñirse a las normas basadas en la evidencia científica, y la Calidad percibida por el usuario, que se refiere más bien a cómo los usuarios perciben aspectos relativos al trato interpersonal, tiempos de espera, comodidades, limpieza, satisfacción con la atención recibida, etc.

El Mejoramiento Contínuo de la Calidad es un enfoque gerencial que busca el desarrollo organizacional ordenado y planificado, orientado a la satisfacción de las necesidades de los usuarios y del cumplimiento de normas técnicas, organizando, identificando y mejorando todos los aspectos de los procesos de atención en los servicios de salud.

Este enfoque tiene tres momentos metodológicos:

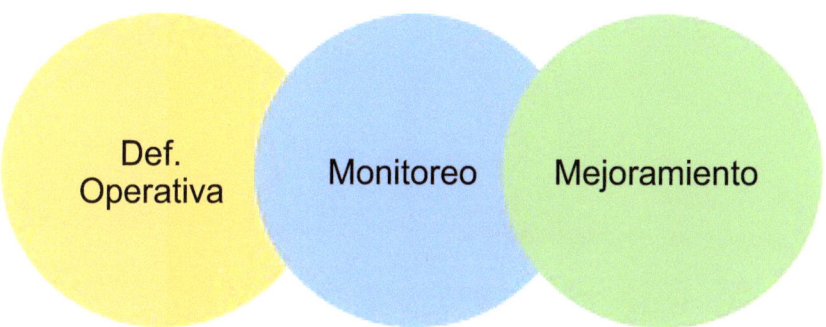

1) La Definición Operativa de la calidad a través de estándares e indicadores. Un estándar es la norma técnica que se utilizará como parámetro de evaluación de la calidad.

2) La Medición o Monitoreo de la calidad, es el proceso de recolección y análisis de datos para evaluar el grado de cumplimiento de los estándares, a través de indicadores medidos por los Equipos de Mejoramiento Continua de la Calidad (EMCC) de las unidades operativas, y que son comunicados periódicamente a los distintos niveles del MSP (DPS y Nivel Central)

3) El Mejoramiento de la calidad, es una metodología sistemática que introduce cambios concretos en los procesos de atención, a través de ciclos rápidos de mejora continua, lo cual facilita trabajar objetivos de mejoramiento.

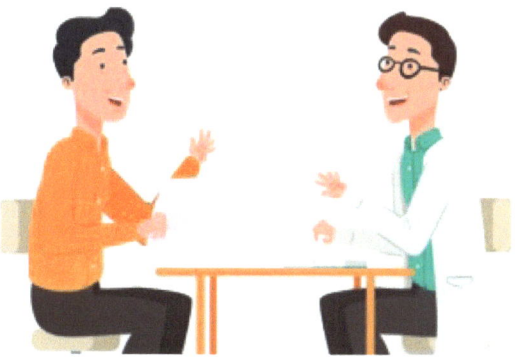

Por lo tanto en el caso particular de los centros hospitalarios la oferta de servicios médicos comprende un enfoque asistencial que abarca otros aspectos adicionales, debido a las diferentes unidades a más de la atención profesional que corroboran el servicio, tal es el caso de los cuidados del personal de enfermería, la sociabilidad que genera el personal administrativo, la conducta y responsabilidad del médico, la cobertura sanitaria; la infraestructura (equipos y demás recursos); siendo todos ellos los que al final generan una evaluación sobre la calidad del servicio hospitalario.

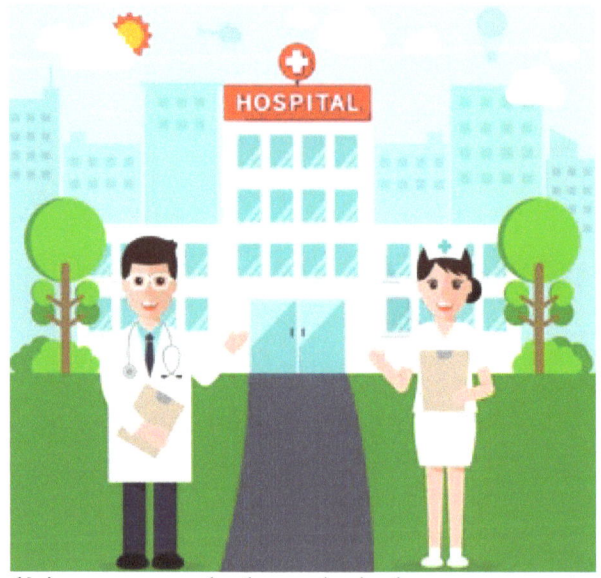

La seguridad clínica es uno de los principales componentes de la calidad asistencial, la complejidad creciente de los sistemas sanitarios y por ende de la práctica sanitaria ha pasado de abordajes simples, poco efectivos y relativamente seguros a un panorama actual donde la asistencia es muy complicada y potencialmente peligrosa.

Cuando hablamos de calidad en la atención sanitaria debemos pensar en dar la mejor atención al cliente, y siendo que la atención sanitaria es un servicio al que acuden los usuarios (clientes) por necesidad y no por placer está empresa depende del personal que ofrecen el servicio ya que están cara a cara con el cliente, deben ofrecer un servicio eficaz y eficiente para que el cliente se sienta plenamente satisfecho con la atención que se le está dando.

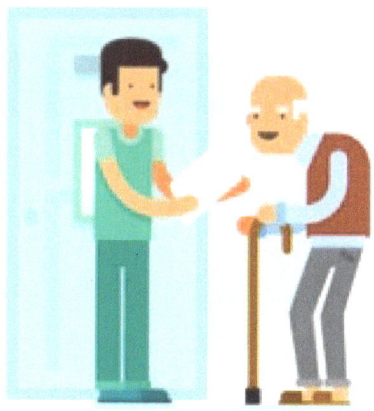

Así, la verdadera Calidad en la salud se da cuando se otorga servicios que son accesibles y equitativos a los usuarios, ofreciendo excelentes servicios profesionales, y optimizando recursos para su adecuado uso cumpliendo y satisfaciendo al usuario que busca ser atendido en el momento que necesita dicho servicio.

Indicadores Sanitarios
Hoy en día es necesario y útil que los sistemas de salud utilicen herramientas para medir la calidad, debido a que se puede conocer a tiempo cuales son las falencias que existen y como se pueden mejorar, y si existe un seguimiento se pude prevenir cualquier dificultad que se pueda tener en marcha. Los indicadores de salud en un sistema de salud, representan medidas-resumen que capturan información relevante sobre distintos atributos y dimensiones del estado de salud y del desempeño del sistema de salud; vistos en conjunto intentan reflejar la situación sanitaria de una población, permitiendo vigilarla.

Además los indicadores de salud muestran directa e indirectamente el funcionamiento del sistema de salud y por lo tanto al trabajar en los resultados que brindan los indicadores se puede lograr estrategias que a corto, mediano o largo plazo brindaran cambios requeridos para el sistema de salud pueda alcanzar una calidad óptima en las atenciones que brinda.

Donabedian fue el primero en plantear que los métodos para evaluar la calidad de la atención sanitaria, los indicadores de calidad pueden aplicarse a tres elementos básicos del sistema: la estructura, el proceso y los resultados.

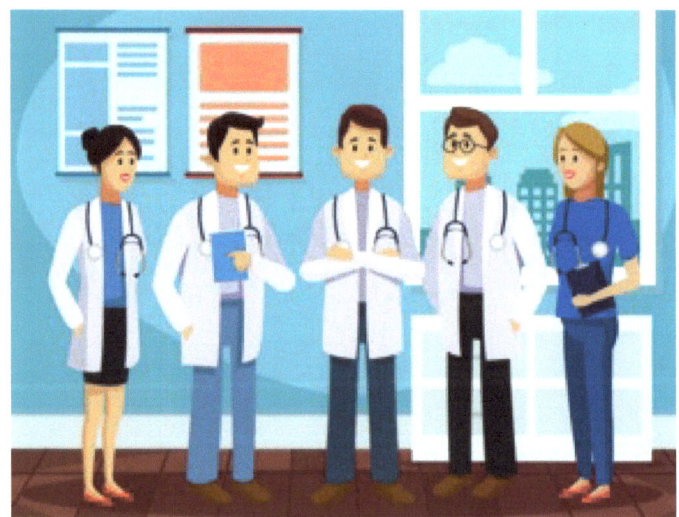

Este enfoque se mantiene hasta el día de hoy y suelen ser el leit motiv de los trabajos que monitorizan la calidad de la atención sanitaria y hospitalaria. De manera general, los indicadores de calidad de la estructura,, miden la calidad de las necesidades.

Los indicadores de la calidad del proceso (indicadores de proceso) miden, de forma directa o indirecta, la calidad de las actividades llevadas a cabo durante la atención al paciente. Finalmente, los indicadores basados en resultados o indicadores de resultados miden el nivel de éxito alcanzado en el paciente, es decir, si se ha conseguido lo que se pretendía con las actividades realizadas durante el proceso de atención.

También se utilizan indicadores para medir la eficiencia y resultan complemento obligado de los indicadores de calidad. La construcción de un indicador es un proceso de complejidad variable, que va desde el recuento directo (por ejemplo, casos nuevos de malaria en la semana) hasta el cálculo de proporciones, razones, tasas o índices más sofisticados (esperanza de vida al nacer).

La calidad de un indicador depende fuertemente de la calidad de los componentes de frecuencia de casos, tamaño de población en riesgo utilizado en su construcción, así como de la calidad de los sistemas de información, recolección y registro de tales datos. Específicamente, la calidad y utilidad de un indicador está primordialmente definida por los siguientes criterios:

- Validez (si efectivamente mide lo que intenta medir)
- confiabilidad (si su medición repetida en condiciones similares reproduce
- Especificidad (que mida solamente el fenómeno que se quiere medir)
- Sensibilidad (que pueda medir los cambios en el fenómeno que se quiere medir)
- mensurabilidad (que sea basado en datos disponibles o fáciles de conseguir)
- Relevancia (que sea capaz de dar respuestas claras a los asuntos más importantes de las políticas de salud)
- Costo-efectividad (que los resultados justifiquen la inversión en tiempo y otros recursos)
- Sencillez (debe ser sencillo de administrar, de aplicar y de explicar)

Los indicadores deben ser fácilmente utilizados e interpretados y comprensibles para los usuarios de la información, como son directores, gerentes y en general, tomadores de decisión tanto en el ámbito local, estatal y nacional; además deben ser comprendidos por la población en general, de esta manera se garantiza que todos en el establecimiento de salud trabajen por mejorar los indicadores y se logre un cambio verdadero en el sistema. También se requiere cumplir con varios atributos sobre la calidad del conjunto de indicadores, como por ejemplo:
•Integridad (que no falten datos)
•Consistencia interna (que, vistos solos o en grupos, los valores de los indicadores sean posibles, coherentes y no se contradigan)

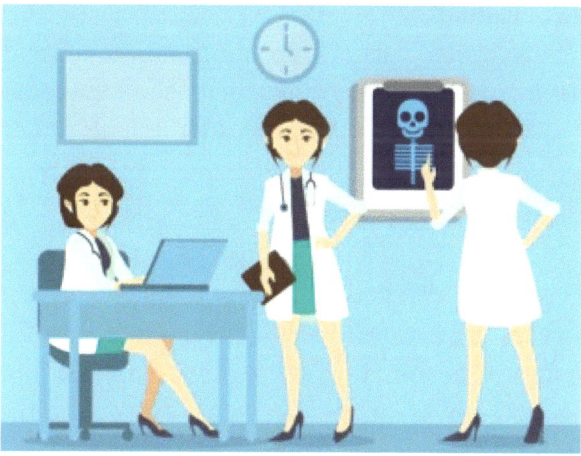

En este sentido, la aplicación sistemática de definiciones operacionales y procedimientos de medición y cálculo estandarizados es fundamental para garantizar la calidad y comparabilidad de los indicadores de salud.

Para ello se establecen manuales y guías de indicadores comúnmente utilizados por los sistemas de salud en todo el mundo.

En cuanto a las principales fuentes de datos, universalmente propuestas, para el cálculo de indicadores usados en salud pública estas son:
• Registros de sucesos demográficos
• Censos de población y vivienda
• Registros ordinarios de los servicios de salud
• Datos de vigilancia epidemiológica
• Encuestas por muestreo (encuestas poblacionales)
• Registros de enfermedades
• Otras fuentes de datos de otros sectores (económicos, políticos, bienestar social).

Los datos obtenidos de los indicadores nos permiten medir, cuanto se hace y si se lo hace bien, regular o mal y en qué medida se lo hace así, es muy importante contar con indicadores, que permiten medir de manera objetiva las ideas que no se ajustan a la realidad.

Los datos obtenidos mediante indicadores confiables nos permiten tomar decisiones y además nos permiten anticipar los acontecimientos mediante el cálculo de tendencias o extrapolaciones.

Mejoramiento de la calidad
Inicialmente, se consideraba que el mejoramiento de la calidad dependía de agregar cosas nuevas o adicionales, tales como una nueva máquina, nuevo procedimiento, nueva capacitación o suministros. Luego se comprendió que el incremento de recursos no asegura su uso eficiente, existen otros factores como el acceso de los usuarios a estos recursos.

Otra forma con la que se pensó podría mejorar la calidad, es la inspección de las actividades o procesos principales, identificando problemas y culpando de los errores a las personas. Esta forma de mejora tuvo un éxito limitado, ya que no identificaba las barreras que se interponían para mejorar, ni generaba el apoyo de los trabajadores para ser evaluados y eliminaba casi por completo el reporte de errores.

La actual filosofía de mejoramiento de la calidad, dentro de los procesos examina las actividades y sus deficiencias, para cambiarlas, de tal manera que los empleados hagan mejor su trabajo, por lo tanto no se busca culpables sino que se generan soluciones. El mejoramiento de la calidad requiere cambio, si un sistema cambia, seguirá obteniendo el mismo resultado, sin embargo, no todo cambio implica una mejora, por lo que debe ser probado antes de su implementación y socialización.

Existen varios enfoques de mejoramiento de la calidad, como son, la resolución de problemas, el diseño / rediseño de procesos y la aplicación de ciclos rápidos. Nos concentraremos en este último, por la facilidad de empleo de sus técnicas y la rapidez para la obtención de resultados.

Seguridad del Paciente, Usuario y Calidad de Atención

Brindar una atención segura supera el establecer políticas o normativas. Se requiere el compromiso y cooperación de los todos los actores del sistema de salud para sensibilizar, promover, concertar y coordinar acciones que alcancen realmente resultados efectivos.

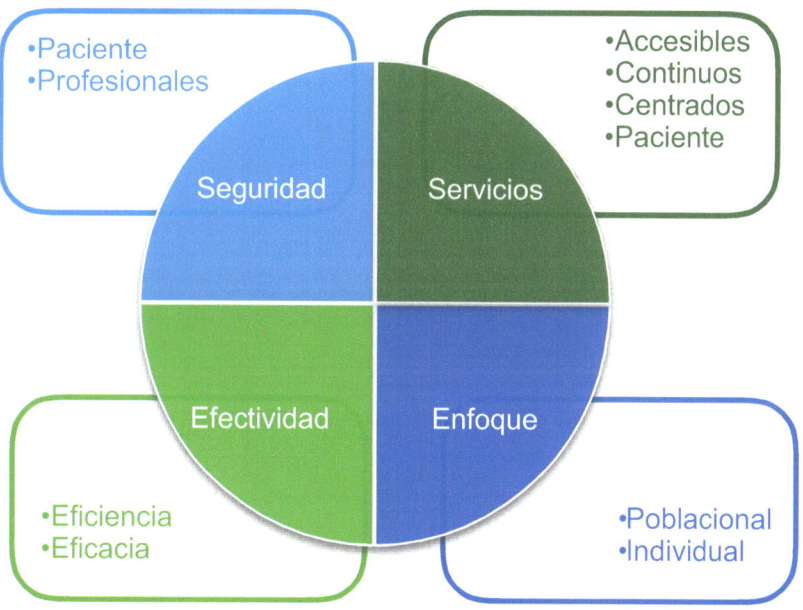

La seguridad de la atención en salud es un proceso permanente que se centra en:
- Conocimiento de los riesgos de eventos adversos.
- Eliminación de los riesgos innecesarios.
- Prevención y corrección de aquellos riesgos que son evitables a través de intervenciones basadas, en evidencia científica, con demostrada efectividad.

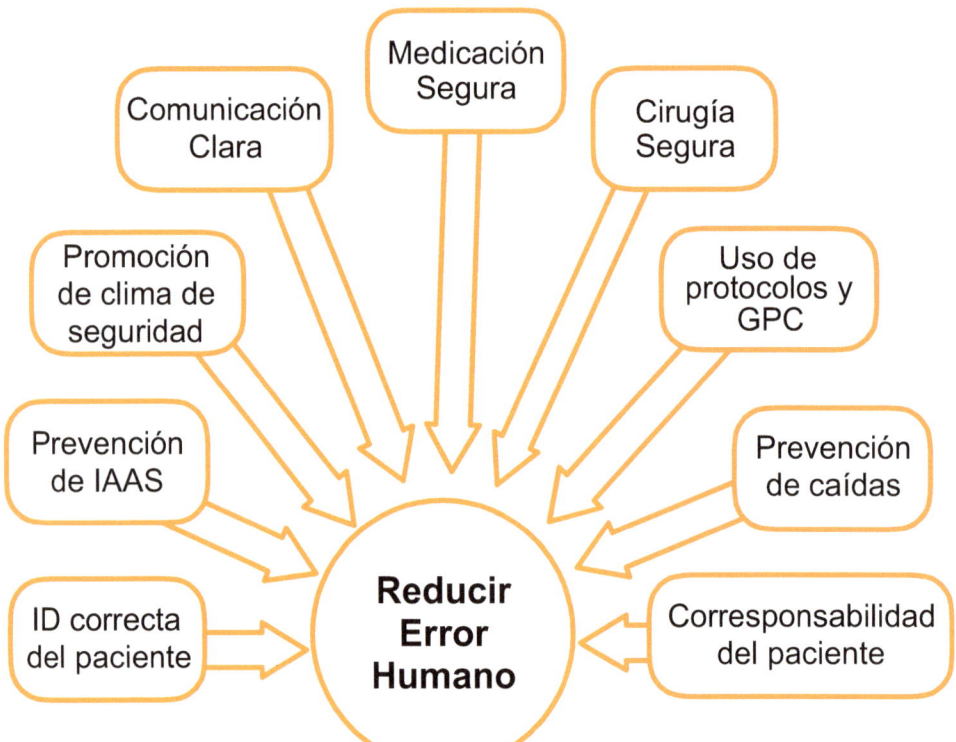

Las prácticas establecidas para la seguridad del paciente - usuario son de tres tipos:

Prácticas seguras administrativas	• Identificación correcta del paciente. • Programa de mantenimiento preventivo de equipos. • Biomédicos.
Prácticas seguras asistenciales	• Control de abreviaturas peligrosas. • Manejo adecuado de medicamentos de alto riesgo. • Control de electrolitos concentrados. • Conciliación de medicamentos. • Administración de antibióticos profilácticos en procedimientos quirúrgicos. • Profilaxis de trombo embolismo venoso. • Prevención de úlceras por presión.
Prácticas seguras administrativas / asistenciales	• Notificación de eventos relacionados con la seguridad del paciente. • Prácticas quirúrgicas seguras. • Transferencia correcta de información de los pacientes en puntos de transición. • Manejo correcto de las bombas de infusión. • Higiene de manos. • Prevención de caídas. • Educación en seguridad del paciente.

BIBLIOGRAFÍA

1. *Treviño García, Norberto; Valle, Armando; Fierro, Hilario; de la Loza, Arnoldo. Indicadores de Servicios de Salud. Instituto Mexicano del Seguro Social, Subdirección General Médica. México.*
2. *Ministerio de Salud Pública - Dirección Nacional de Promoción y Atención Integral de Salud – Programa de Maternidad Gratuita y Atención a la Infancia –USAID - Proyecto de Garantía de Calidad URC - CHS/Ecuador, Estándares, Indicadores y Matriz explicativa / 13 de Octubre del 2003.*

CAPÍTULO 9

CALIDAD Y CALIDEZ
Lcda. Dorita Rodríguez

Dorita Rodríguez

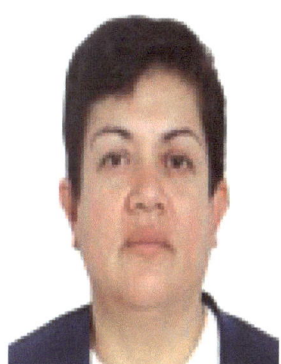

Licenciada en enfermería por varios años en Roma-italia. Lic. de Enfermeria en los Servicios de Ginecología Medicina Interna, Infectologia en el Hospital Carlos Andrade Marín. Coordinadora de los Servicios Ambulatorios del Hospital General Docente de Calderón. Coordinadora de los Servicios de Emergencia y Consulta Externa en el Hospital Gineco-Obstetrico de Nueva Aurora Luz Elena Arismendi. Docente de Prácticas de auxiliares UDLA. Líder del servicio de Ginecología del Hospital Gineco- OBSTETRICO de Nueva Aurora Luz Elena Arismendi actualmente en funciones.

Dedicatoria

A mi amado esposo que con su apoyo siempre me ha impulsado a alcanzar mis sueños. A mis hijos que ven en mi un ejemplo a seguir. Y a mi nieto que con su amor rejuvenece mi espíritu.

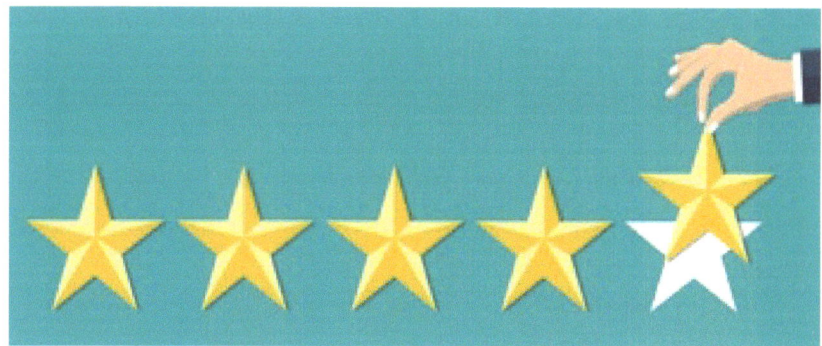

Uno de los objetivos permanentes y más relevantes de los sistemas de salud en el mundo es el de lograr la calidad de los servicios que ofrecen a la población, de modo que para saber si tal objetivo se ha conseguido es necesario definir la calidad para tener un referente o parámetro contra el cual se puedan comparar los resultados de evaluaciones y mediciones.

Existe una gama de definiciones de calidad que han surgido en diferentes momentos como parte inherente a su evolución conceptual, de manera que un principio razonable implica partir del supuesto de que no existe un concepto único o unívoco de la calidad, sino diferentes concepciones que pueden ayudar a caracterizar y definir los atributos que se deben exigir a un producto o servicio para que se le pueda colgar la etiqueta de "calidad".

La calidad surgió como una necesidad del sector industrial para que las organizaciones pudieran competir exitosamente en el mercado de productos. Aquellas organizaciones o empresas que no cuidaron la calidad de sus productos y, sobre todo, que no realizaron las innovaciones que una sociedad mejor informada les demandaba, desaparecieron o enfrentaron serios problemas para sobrevivir.

La trascendencia de los servicios de salud para la vida plena de las personas hace que los esfuerzos de mejora en este ámbito sean indispensables, porque las características del entorno obligan a abandonar cualquier rasgo meramente retórico de las medidas para mejorar la calidad y transitar hacia la calidad en los hechos, a la calidad demostrada y demostrable, y a lo que hoy se denomina "la ciencia de la mejora". Éste es el marco que debe regir cualquier iniciativa que conduzca hacia mayores niveles de calidad.

Sin embargo, ello significa que ahora todas aquellas acciones que sean emprendidas deban ser eficientes y efectivas.

A partir de sus experiencias concretas en el pasado, busca ahora hacer patentes aquellos esfuerzos que apuntan hacia esta nueva era de la mejora de la calidad, la de los hechos más allá de los discursos. La mejora de la calidad, desde el fortalecimiento de una cultura organizacional en la que la adquiera cada vez mayor valor, dando importancia al trabajo en equipo, el fortalecimiento del sistema sanitario que permita entre otros el retorno a los espacios de antaño para la atención médica segura: los hogares de los pacientes, esperando con esto romper barreras como el acceso a una salud segura.

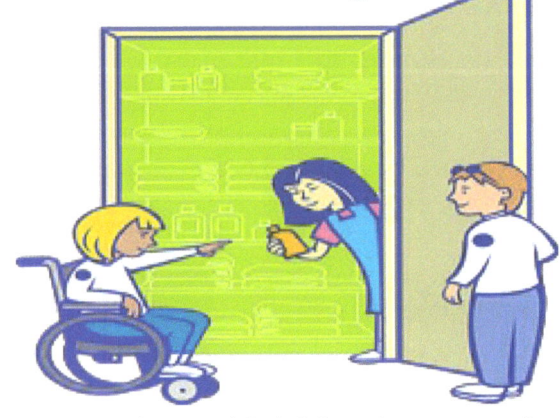

La calidad va de mano con la seguridad del paciente y es así que debemos poner en práctica las metas internacionales de seguridad de los pacientes, cirugía segura, infecciones nosocomiales, o bien aspectos más puntuales como la calidad en servicios de radiodiagnóstico o la calidad en la clínica del pie diabético y heridas etc. Además, se trata aquí un tema de profunda preocupación para el país, la calidad de la prescripción farmacológica y su vínculo con la seguridad para los pacientes en el tema de la farmacovigilancia.

Todo ello teniendo como marco la configuración del programa institucional de calidad, delineado, al análisis de un tema central para la calidad como es la medicina asertiva, y la importancia del registro de los eventos adversos.

La esencia de la actividad asistencial consiste en promover y propiciar la prevención, tratar de mantener las mejores condiciones de salud de la población, o en su caso, alcanzar la curación y aliviar dolencias; al mismo tiempo, es importante satisfacer las expectativas de los usuarios. De esta manera se aspira otorgar atención con la mejor calidad agregando uno de sus principales atributos principales -la seguridad-, a fin de reducir la posibilidad de errores que ocasionen daño al paciente.

Hablar de calidad de la atención médica no es un tema reciente; han sido múltiples las propuestas y esfuerzos dirigidos con este propósito, y aunque es más reciente el tema de seguridad, a la fecha no se concibe una adecuada atención médica sin que exista una relación estrecha entre este binomio.

Se sabe que es prácticamente imposible mejorar todo, o de manera inmediata, por lo que se deben identificar con claridad las debilidades y analizarlas en forma detallada para establecer prioridades inequívocas que permitan mejorar con eficiencia en el menor plazo posible, sin descuidar la planeación del mediano y largo plazo. Éstas son las premisas del programa, construido con estrategias concretas y factibles, a fin de obtener resultados que produzcan impacto real para conducir a la mejora de la atención médica, evitando los errores, reduciendo la insatisfacción de los usuarios y de los profesionales, y optimizando los recursos.

Aunque la calidad y la seguridad están íntimamente ligadas, sus referentes tienen orígenes distintos, por lo que se revisan en forma separada, para finalmente comentar los mecanismos de aseguramiento de la atención en salud.

Estas bases pretendieron elaborar una metodología que permitiera crear mecanismos y procedimientos para valorar la calidad de los servicios que otorgaban las instituciones de salud, así como integrar un sistema de forma negativa los servicios y las situaciones que promueven su mejora evaluación para conocer en su momento los problemas que afectan en forma negativa los servicios y las situaciones que promueven su mejora.

En nuestro ámbito nos interesa hablar de calidad asistencial que constituye, sin lugar a dudas, una constante preocupación para el conjunto de actores que intervienen en este proceso (ya sean médicos, enfermeros, pacientes, gestores sanitarios o responsables políticos). Bien por razones de ética, de compromiso profesional, de preocupación por el bienestar o por la necesidad de dar una respuesta efectiva y eficiente.

Es inevitable, no obstante, que los puntos de vista no sean del todo coincidentes a la hora de definir la calidad. Es más que probable, por ejemplo, que cada uno de estos colectivos incide en un aspecto distinto a la hora de afrontar la evaluación y mejora de la calidad asistencial. Pese a ello, existe acuerdo a la hora de considerar que la calidad en salud es la suma de:

- Prestar asistencia sanitaria acorde al estado de la ciencia.
- Lograr cuidados apropiados a las necesidades de los pacientes. Prestar en forma idónea la mejor atención sanitaria que sea posible con la capacidad instalada.
- Lograr cuidados que satisfagan al paciente.
- Buscar alcanzar los estándares de la asistencia sanitaria establecidos por la comunidad científica, profesionales, pacientes y sociedad.

Avedis Donabedian es el referente fundamental para entender el concepto de calidad asistencial. Donabedian sistematizó la evaluación de la calidad de la asistencia sanitaria como una tríada de «estructura, proceso y resultados», marcando la evolución conceptual y metodológica de las tendencias en calidad en el sector sanitario.

Por «estructura» nos referimos a las características relativamente estables de los proveedores de la atención sanitaria, los instrumentos y recursos que tienen a su alcance, y los lugares físicos donde trabajan.

El examen de la estructura sanitaria constituye un método indirecto de medida de la calidad, basado en el supuesto de que los medios puestos a disposición de la prestación del servicio condicionan la calidad final. La manera habitual en la que se asegura una adecuada estructura es mediante la «acreditación».

Por «proceso» entendemos la forma de organizar, planificar, diseñar y prestar una determinada asistencia a un paciente. A priori es más probable obtener un buen resultado si aplicamos el conocimiento disponible y la tecnología en forma racional, planificada y plena. Como uno de los escollos a salvar lo constituye la variabilidad innecesaria de la práctica clínica, procuramos sistematizar ésta mediante protocolos, guías de práctica o vías clínicas. A la hora de hablar de «resultados» es habitual incluir indicadores clínicos, pero también económicos, de satisfacción del paciente y del profesional.

En este sentido, autores como Palmer, Vuori u otros, coinciden al señalar como componentes de la calidad asistencial:
Calidad científico-técnica: competencia del profesional para utilizar de forma idónea los más avanzados conocimientos y los recursos a su alcance para producir salud y satisfacción en la población atendida.

Debe considerarse tanto en su aspecto estricto de habilidad técnica, como en el de la relación interpersonal establecida entre médico y paciente.

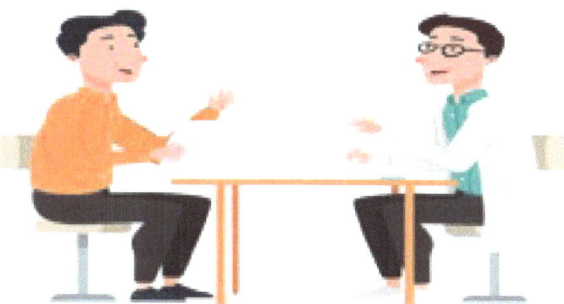

Accesibilidad: facilidad con la que los servicios sanitarios están al alacance de la población, en relación con las dificultades organizativas, económicas, culturales, etc.

Satisfacción y aceptabilidad: grado con que la atención prestada satisface las expectativas del usuario.

Efectividad: grado con que la atención sanitaria consigue producir una mejora del nivel de salud del paciente o de la población, en condiciones de aplicación reales.

Eficiencia: grado con el que se logra obtener el más alto nivel de calidad posible con unos recursos determinados. Relaciona los resultados con los costes generados.

Los componentes primordiales son técnicos y giran en torno a la práctica clínica, pero tampoco podemos olvidar los componentes de relación con el paciente y del entorno.

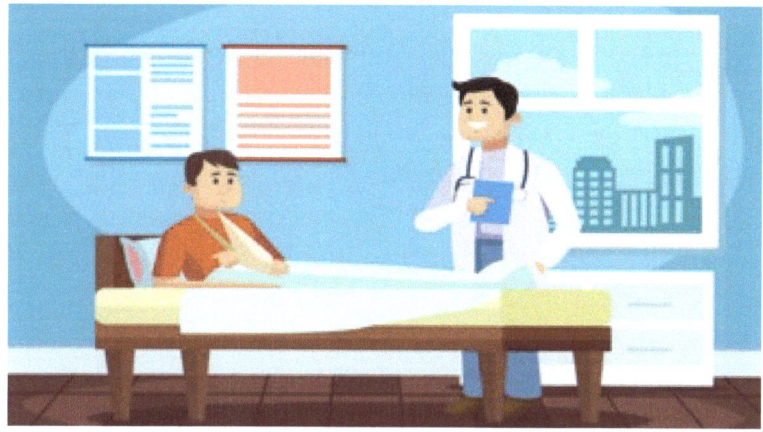

Las acciones de los programas para lograr la calidad de atención se dirijen principalmente al nivel individual, con el fin de modificar la conducta de quienes participan en la atención de pacientes, dejando de lado o no prestando la misma atención a otros niveles no individuales, que también actúan como determinantes de la calidad de atención. El lavado de manos, el uso de protocolos de atención y de guías de práctica clínica, así como la atención personalizada y empática hacia el paciente, son ejemplos de acciones individuales para lograr la calidad de atención, pero que no son suficientes para conseguirla y para sostenerla. Otros niveles de intervención que también deben ser incluidos para lograr mejores resultados en la calidad de atención, son el nivel grupal, el nivel organizacional y el nivel sistémico.

La aplicación de este enfoque es un nuevo reto para los programas de calidad, pero al mismo tiempo es una oportunidad para mejorar los resultados conseguidos con las acciones realizadas en el nivel individual.

Es necesario definir acciones para mejorar la calidad de atención, que sólo se pueden desarrollar en el nivel grupal, o de equipo de trabajo, en los establecimientos de atención ambulatoria y de atención hospitalaria. En cualquiera de estos lugares, la atención de salud, lejos de ser una práctica individual, es en realidad una práctica de equipo o de grupo de trabajo que involucra a una pluralidad de individuos de una o varias disciplinas. Por ejemplo, la revisión de casos clínicos, las sesiones bibliográficas, la revisión de protocolos de atención y de guías de práctica clínica por cada servicio (pediatría, cirugía, ginecología, etc.), son prácticas grupales que contribuyen a mejorar la calidad de atención.

Por otra parte, hay acciones de calidad que no se desarrollan en el nivel individual ni grupal, sino que corresponden al nivel organizacional, por lo que involucran a todo el establecimiento y son competencia del nivel directivo. Por ejemplo, promover la cultura de seguridad del paciente, el desarrollo de sistemas de notificación de eventos adversos y la gestión de recursos materiales, de personal y otros elementos estructurales, corresponden al nivel organizacional y no a los dos niveles antes mencionados.

Finalmente, el involucramiento del nivel sistémico o sistema al que pertenecen las organizaciones o establecimientos de salud, es fundamental para lograr la calidad de atención. Hay acciones vinculadas con la calidad que corresponden a ese nivel, como son la definición de una política y programas de calidad, la asignación de recursos financieros, los mecanismos de aseguramiento y el desarrollo de incentivos a la calidad.

BIBLIOGRAFÍA

1. *Corral, C. Calidad y calidez en los cuidados.2003*
2. *Drudman,J. Calidad y calidez en los servicios de salud. 2008*
3. *Cáceres, A.Indicadores de gestión de calidad. 2009*
4. *Crosby, P. Calidad y calidez dos cualidades para una sanidad excelente.2015*

CAPÍTULO 10

MODELOS DE SEGURIDAD DEL PACIENTE
Lcda. Marisol Usiña

Marisol Usiña

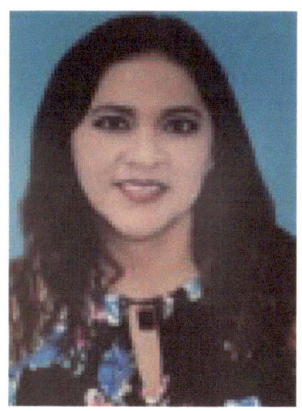

Enfermera profesional entregada a cuidar la salud del paciente

Dedicatoria

Dedicado este libro con todo el amor a mis tres hijos Jacob, Joaquin y Fiorella.

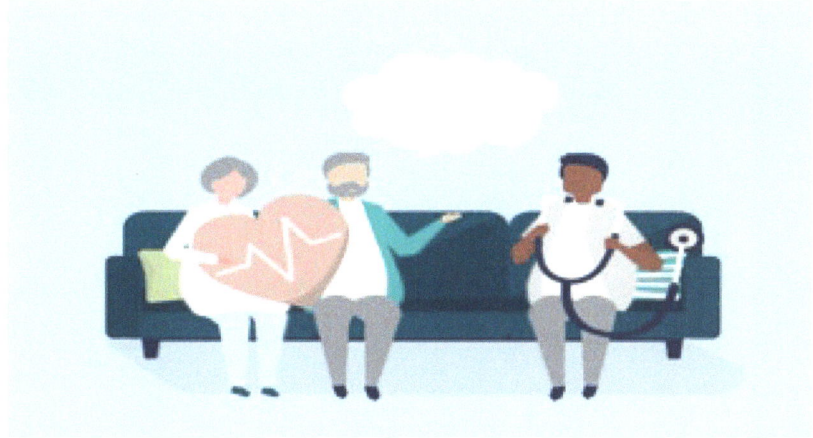

La Seguridad del Paciente, es una característica muy importante en la calidad de la atención en salud, definida como la ausencia de lesiones o daños producidas por la atención en salud, es una consecuencia de los valores, la actitud, el conocimiento, el entrenamiento, la experiencia y la actuación de los diferentes profesionales que incluye además a todos los integrantes del sistema de salud.

Implica a las organizaciones conocer en dónde están las situaciones de riesgo, en qué parte de la estructura organizativa se pueden generar o se están generando, en cuáles procesos se concentran las situaciones que originan riesgos para la seguridad del paciente, qué dicen los resultados de los informes de incidentes y eventos adversos, del análisis de las reclamaciones, del análisis de las demandas al respecto, para identificar los fallos del sistema, insumos importantes para la evaluación permanente y proactiva así como retrospectiva de los riesgos, para determinar las barreras de seguridad que se deben implementar con el fin de minimizar su ocurrencia; a los proveedores que participan de una u otra manera en la atención, a generar un compromiso con la seguridad y facilitar su adherencia a la Política de Seguridad del Paciente formulada, aplicando procesos, procedimientos y prácticas seguras con el fin de brindar una atención en salud de calidad que favorezca la seguridad y de esta manera la disminución de los costos que se generan como resultado de los eventos adversos evitables.

Con frecuencia, se conoce la existencia de las normas pero no se sabe si realmente se están implementando.

En este sentido, el modelo de seguridad, entendido como el referente conceptual metodológico para implementar de manera sistemática, planificada y articulada los conceptos, políticas, estratégias y herramientas para reducir los riesgos, pretende brindar una atención de salud en un entorno seguro, mediante la implementación de procesos y procedimientos estandarizados que requieren una cultura de seguridad que los soporte con el fin de mejorar los resultados en el paciente.

Como seres humanos, no estamos exentos de cometer errores en la prestación de los servicios de salud que combinados con fallas del sistema originan problemas en los usuarios de los servicios, relacionados con su seguridad y en consecuencia situaciones adversas que pueden variar en temporalidad así como en gravedad pudiendo incluso llegar a la muerte.

La política de Seguridad es el conjunto de prácticas institucionales con las cuales se pretende aumentar los niveles de seguridad en la prestación del servicio de salud. A través de la gestión del riesgo, el fortalecimiento del reporte y de la cultura del autocontrol; propendemos a minimizar la posibilidad de materialización de aquellos riesgos identificados que podrían causar daño a nuestros pacientes.

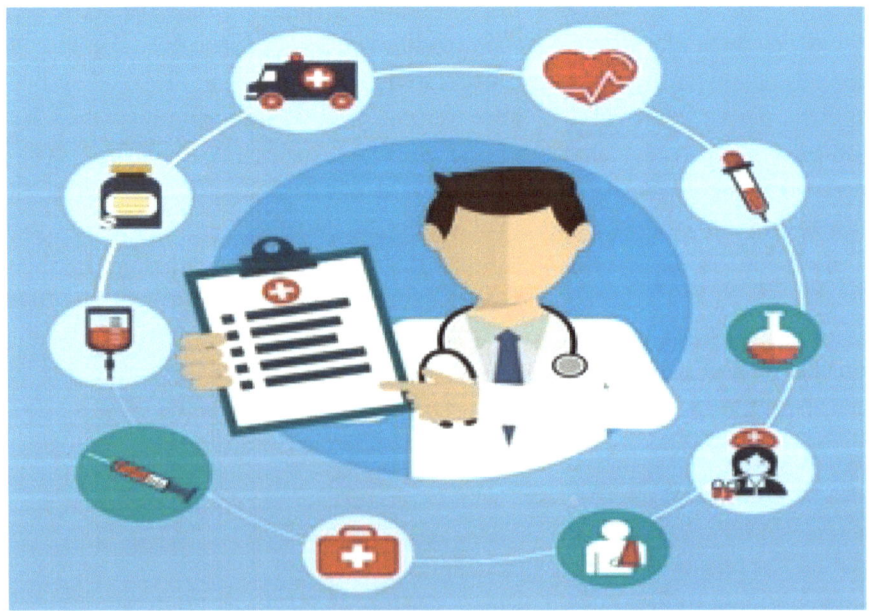

Las acciones de mejoramiento están orientadas al logro de una adecuada organización de los servicios de salud, al desarrollo e implementación de buenas prácticas en seguridad para cambiar conductas en la alta dirección, los equipos de salud, los pacientes y su acompañante o cuidador creando una cultura organizacional abordada de manera transversal e integral a nivel de estructura, proceso y resultados, que permita mediante un ciclo de mejora continua garantizar la atención brindada al paciente/usuario.

EJES FUNDAMENTALES DE LA POLÍTICA
- La cultura de la seguridad del paciente.
- La estandarización de los procesos institucionales
- La estandarización de los procesos asistenciales.
- El sistema de reporte, gestión de eventos adversos y aprendizaje organizacional.

El reporte de incidentes o eventos es fundamental para mejorar nuestros servicios:

Evento adverso: Incidente que resulta en un daño al paciente, incluyendo enfermedad, lesión sufrimiento, incapacidad, y que este puede ser físico, social o psicológico, (y no de la enfermedad de ingreso del paciente).

Incidente: Aquel acontecimiento o situación que potencialmente podría haber causado daño pero que no lo ha hecho a causa de la presencia de una barrera de seguridad del paciente que lo ha impedido o por casualidad. Son también llamados "casi errores", situaciones al límite del error, error potencial

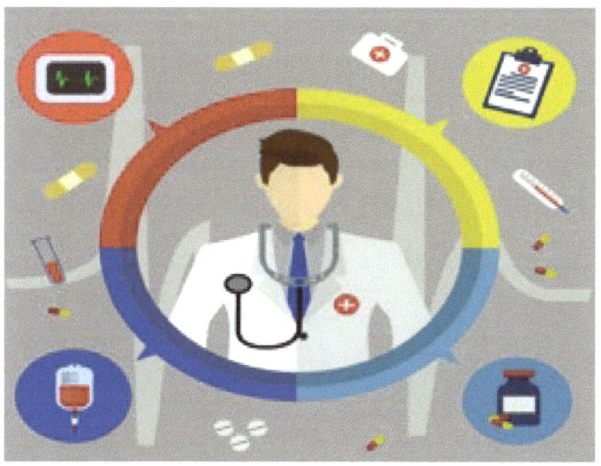

Teniendo en cuenta que no existen prácticas en salud que estén siempre libres de riesgo, es necesario asumir como objetivo la minimización de los riesgos asociados a la atención, razón por la cual, la seguridad del paciente no puede dejarse a intervenciones dictadas por la fuerza de la costumbre, las buenas intenciones o la confianza pasiva.

La preocupación por la seguridad del paciente obliga a las instituciones a determinar cuáles son los procedimientos más eficaces, eficientes, seguros, y aceptables para los pacientes y para la sociedad, que vayan más allá de los hábitos, la intuición y las costumbres (las creencias son el fin del conocimiento).

Todo ello en un contexto donde el paciente debe ser un sujeto activo en su proceso asistencial.

El programa de seguridad del paciente se fundamenta en un modelo que considera las siguientes premisas:
- Errar es humano, el error posible.
- El error es consecuencia de una serie de múltiples factores asociados o los bien llamados, factores contributivos.
- El origen de los eventos adversos está en la interacción de factores sistémicos.
- El proceso de atención en salud debe contar con barreras que protejan a los usuarios de la aparición de eventos adversos.

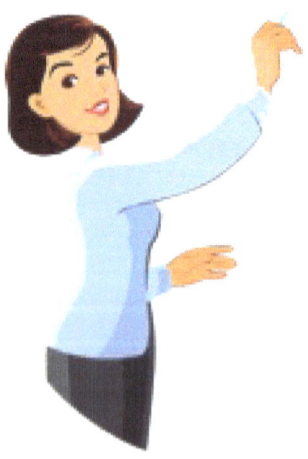

Para el cumplimiento del objetivo se propone la estrategia "Diseñar e implementar un programa que permita gestionar los riesgos institucionales y brindar una atención segura al usuario".

El Programa de Seguridad del Paciente como la estrategia orientadora de los procesos asistenciales. Contiene un modelo con tres componentes:
- La cultura de la seguridad del paciente.
- Procesos seguros.
- Aprendizaje organizacional.

El modelo explicativo de la ocurrencia y la causalidad del evento adverso y la opinión pública, ante la ocurrencia de un evento adverso, tiende a señalar al profesional y a pedir su sanción. No obstante, la evidencia científica ha demostrado que cuando un evento adverso ocurre, es la consecuencia final, derivada de una secuencia de procesos defectuosos que han favorecido la aparición del evento adverso o no lo han prevenido.

En la siguiente página exponemos el modelo de ejemplo:

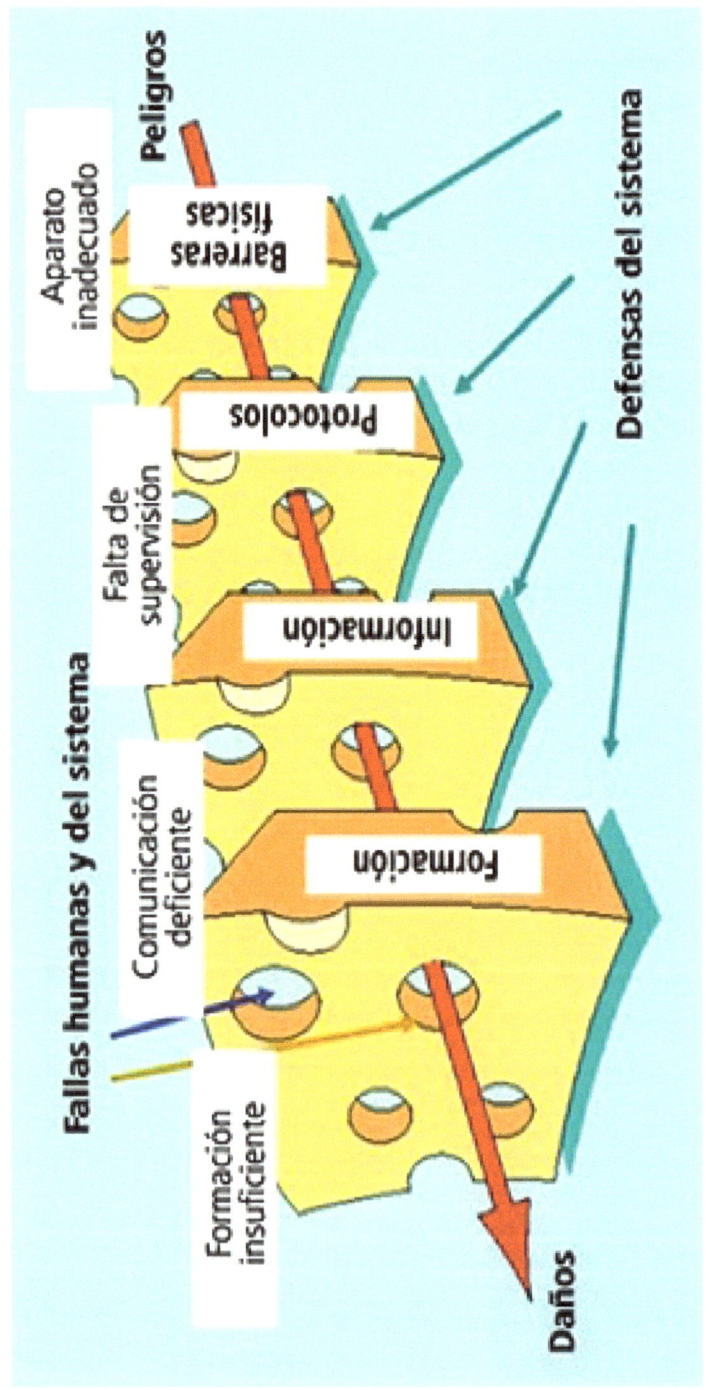

En el análisis del incidente o del evento adverso sucedido es necesario considerar la ocurrencia de fallas en los procesos de atención para identificar las barreras de seguridad que deberán prevenir o neutralizar la ocurrencia del evento.

La ocurrencia de eventos adversos es un hecho que se ha sdocumentada ampliamente en todos los sistemas de prestación de salud del mundo.

Se han dado a conocer varios estudios realizados sobre eventos adversos en diversos países en los que se expone la frecuencia con la cual se presentan los eventos adversos y se han empleado diversas modalidades epidemiológicas, las cuales han tenido en común ser desarrolladas en dos fases, en la primera se aplican técnicas de tamizaje por personal de enfermería para detectar alertas en aquellos casos en los cuales existe una alta probabilidad de que se presente un evento adverso y en la segunda se realiza un análisis en profundidad por profesionales médicos para confirmar si en el anterior tamizaje se detecta la ocurrencia de un evento adverso para entrar a clasificar y explorar la causalidad de ese evento adverso detectado.

Los eventos adversos se asocian generalmente con:
1. Infección nosocomial
2. Intervención quirúrgica o procedimientos diagnósticos invasivos
3. Administración de medicamentos, sangre y hemoderivados terapéuticos.
4. Infecciones asociadas al cuidado de la salud (IASS).

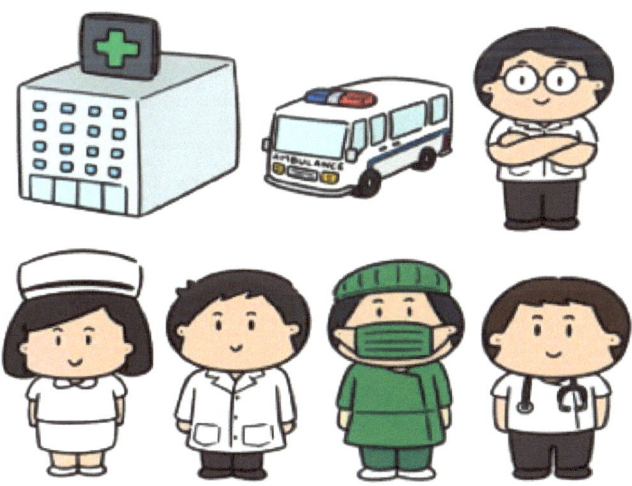

BIBLIOGRAFÍA

1. *Corral, C. Calidad y calidez en los cuidados.2003*
2. *Drudman,J. Calidad y calidez en los servicios de salud. 2008*
3. *Cáceres, A.Indicadores de gestión de calidad. 2009*
4. *Crosby, P. Calidad y calidez dos cualidades para una sanidad excelente.2015*

CAPÍTULO 11

EL FUTURO DE LA SEGURIDAD DEL PACIENTE
Lcda. Viviana Mallitasig

Viviana Mallitasig

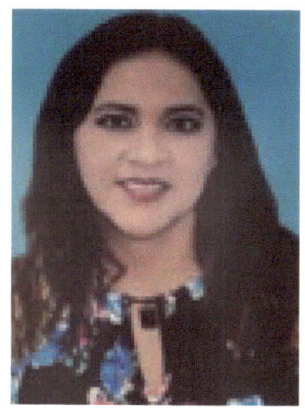

Licenciada en Enfermería-Universidad Regional Autónoma de los ANDES (2015) Actualmente me encuentro laborando en el Hospital General de Latacunga, capacitada para dar atención de enfermería con calidad, científico, técnico, humanístico, con poder de decisión y participación en la solución de los problemas de la salud.

Dedicatoria

Dedicado este libro con todo el amor y cariño para mi familia

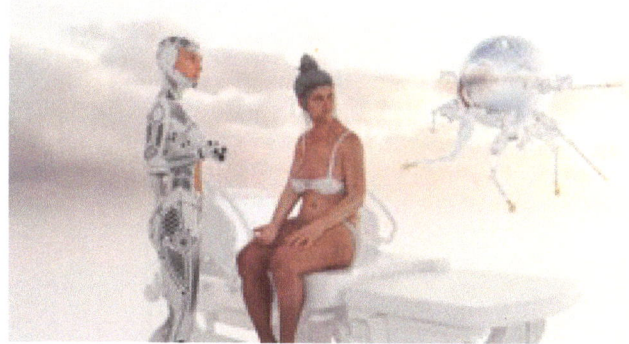

Gracias a la tecnología que se ha desarrollado en los últimos años podemos pronosticar cambios trascendentales no solo en la seguridad del paciente sino también en la manera de administrar cuidados de salud.

En el presente capítulo vamos a revisar algunas tecnologías que ya están en pleno funcionamiento y otras que sabemos que están siendo desarrolladas. También haremos una reflexión sobre los problemas que aún debemos enfrentar y las enormes desigualdades que esperamos sean superadas en los próximos años.

Tecnologías emergentes
Sin duda, la inteligencia artificial es uno de los desarrollos que tendrá protagonismo en el cuidado directo del paciente. Pero no es la única, analicemos las tecnologías emergentes más relevantes que estarán presentes en el futuro.

Análisis de minería de datos Ya existe la posibilidad de ingresar prácticamente todos los datos de un paciente a un sistema. Miles de datos sobre la historia clínica de una persona pero también sus hábitos alimenticios, su cantidad de desgaste físico, si practica o no un deporte, etc. Esto sirve para acceder a estos desde cualquier sitio y realizar análisis de millones de pacientes como parte de, por ejemplo una investigación de la salud de una población determinada.

Al análisis de millones de datos dentro de un sistema se le conoce como análisis de sistemas, pero cuando los datos son del orden de millones de billones de datos entonces estamos hablando de una especialidad informática conocida como minería de datos. De alguna forma, los futuros investigadores en salud se van a parecer más a un minero, escarbando en billones de datos para encontrar ciertas correlaciones o comportamientos que determinan una enfermedad o quizá, la cura de una enfermedad.

Y ¿cómo afecta todo esto a la seguridad del paciente?.
Imagine usted la posibilidad de ingresar a un paciente en cualquier centro de salud u hospital y contar con todo su historial clínico (y muchos otros datos más) incluso antes de que el paciente llegue a las dependencias del establecimiento de salud.

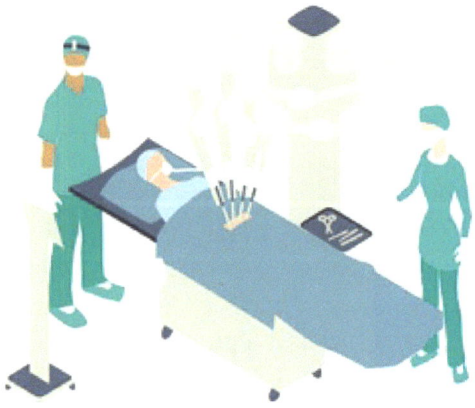

Técnicas robóticas en seguridad del paciente
Hoy por hoy ya tenemos máquinas robotizadas en ciertos procedimientos de cirugía. Dispositivos como el Da Vinci, que es el robot para cirugía más moderno de la actualidad ya presta servicios en Ecuador.

Mientras, en Japón ya se prueban con éxito una serie de robots enfermeras, que cumplen con los estándares de atención más allá de lo que físicamente puede hacer una enfermera. Estos dispositivos no solo cumplen con los procesos de enfermería sino además, uno sólo de estos aparatos puede controlar un piso de hospital las 24 horas y hacerlo además hablando en 20 idiomas. No es probable que estos dispositivos logren reemplazar los esfuerzos de una enfermera humana, pero serán sin duda una extraordinaria ayuda cuando sean implementados dentro de quizá menos de 10 años.

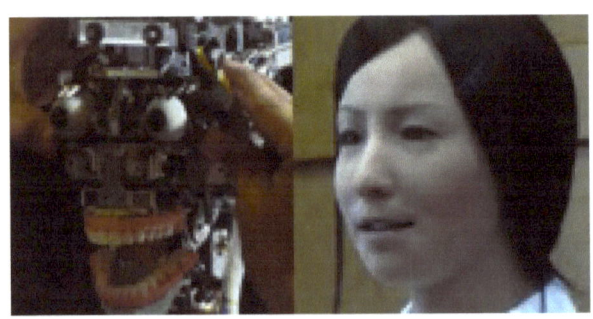

Medicina personalizada

Con la enorme posibilidad de ingresar billones de datos de un paciente y lo que ya sabemos de genética es posible crear modelos de atención al paciente mediante lo que se conoce como medicina personalidad. Esto ya existe y se empieza a aplicar en algunos países.

En términos sencillos, la medicina personalizada consiste en extraer una muestra de ADN, de modo similar a como se extrae para una prueba de paternidad y luego decodificar el ADN de una persona.

¿Para qué sirve esto?, sirve para identificar todas las posibles enfermedades que se encuentran latentes en el paciente y que tienen un origen genético. No es mala idea adelantarse a una posible enfermedad.

Miniaturización

Una de las películas de ciencia ficción basadas en un libro del célebre escritor científico Isaac Asimov fue "Viaje fantástico", se trata de un equipo de médicos que es miniaturizado para entrar en una nave dentro de una píldora que el paciente debe tomar. Un modo muy directo de eliminar un tumor.

Obviamente no existe tecnología capaz de miniaturizar al personal de salud para que ingrese al interior del cuerpo humano y quizá nunca exista ese tipo de tecnología pero la miniaturización ha traído y seguirá trayendo enormes beneficios a la seguridad del paciente, principalmente en dos aspectos:

Medicina inteligente

Se trata de usar la biotecnología y la nanotecnología para producir medicamentos que se dirigen a la raíz de la enfermedad sin afectar otras moléculas. Se encuentran en investigación píldoras capaces de navegar por el torrente sanguíneo hasta encontrar a los virus que deben ser eliminados mediante medicamentos diseñados exclusivamente. Este tipo de medicina ya se encuentra en fase de desarrollo y promete limitar o incluso eliminar los síntomas no deseados asociados al consumo de un medicamento. Mejorando así muchos eventos adversos relacionados con el consumo y la administración de medicamento. Adicionalmente se podría garantizar una mayor adherencia al los tratamientos, con lo éxitos terapéuticos consiguientes.

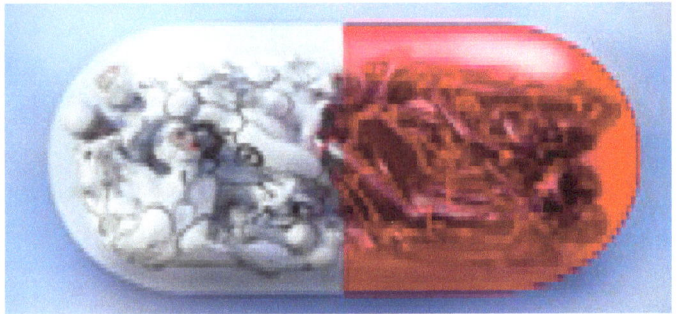

Equipos médicos portables

Otro elemento tecnológico que ya empieza a mejorar la calidad de la atención al paciente es la posibilidad de disponer de equipo médico portátil. Desde hace mucho tiempo se vienen diseñando y utilizando los equipos portátiles, que han tenido un desarrollo notable por sus aplicaciones en tiempos de guerra, pero hoy en día la acelerada miniaturización de los dispositivos se ve reflejada en la vida diaria del paciente. Ya existen en el mercado diversos tensiómetros, glucometros, oxímetros y otros dispositivos de evaluación que permiten al paciente utilizarlos de acuerdo a sus necesidades con una entrenamiento muy sencillo, facilitando así la independencia del paciente.

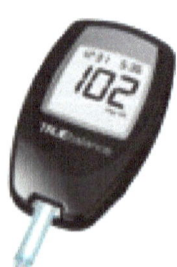

Dentro de poco se espera contar con elementos asociados al teléfono celular del paciente que le permita realizar cosas tan avanzadas como análisis de laboratorio o monitoreo de los signos vitales del paciente de forma continua.

Sin duda son grandes avances, algunos llegarán a formar parte de nuestra realidad y quizá otros no. Pero lo que es incuestionable es que mucho de lo que pensamos como el futuro de la seguridad del paciente tiene que ver con aspectos sociales más que tecnológicos, por ejemplo:

Información errónea del paciente
Hoy ya es un hecho que muchos de los pacientes que acuden a consulta han recibido enormes cantidades de información a través de Internet. Y como Internet no tiene filtros de calidad en la información esto repercute en la seguridad del propio paciente que no sólo desconoce algunos aspectos de su condición sino que además está mal informado a través de plataformas de comunicación no verificadas.

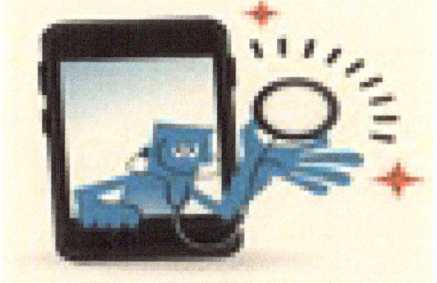

La tecnología nos trae avances pero hemos de ser conscientes de la manera como usamos estos avances y uno de los enormes retos de la salud pública es la adecuada información del paciente.

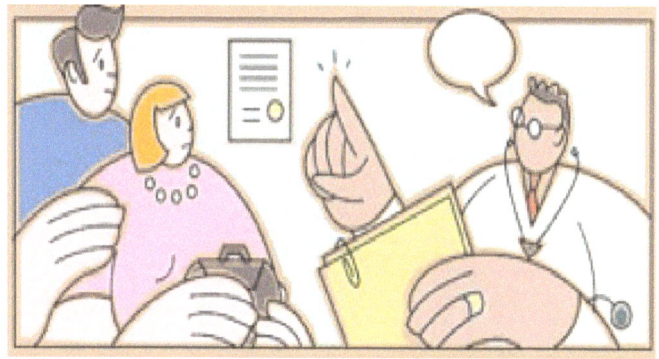

El dilema ético

Recopilar millones de datos sobre la salud de la población suena, desde el punto de vista de la epidemiología como el ideal del conocimiento y aseguramiento de la calidad en la atención del paciente, para no hablar de la prevención y control de enfermedades. Pero surge el dilema ético de ¿hasta qué punto es bueno que las autoridades de salud dicten los parámetros de vida del individuo?, ¿cuánta información se considera adecuada para velar por los intereses del paciente?, ¿qué parámetros de seguridad en la información se van a utilizar para proteger la confidencialidad del paciente?.

Son preguntas abiertas que tendrán que resolverse cuando estas tecnologías empiecen a ser utilizadas en nuestro medio; hoy por hoy la información que consta en la historia clínica del paciente esta protegida por la confidencialidad legal.

También los avances en materia de Inteligencia Artificial deberán resolverse en el futuro y ya son materia de análisis y debate en los círculos de ciencia. ¿Quién asume la responsabilidad de los incidentes provocados por una máquina?, ¿cómo quedan los derechos laborales del personal de salud al producirse despidos masivos producto de la robotización en las operaciones?, ¿qué niveles de acceso debe tener el paciente a su información médica?. Sin duda el futuro se presenta muy beneficioso en materia de seguridad del paciente y aunque estas maravillas técnicas no sean implementadas en países como el nuestro (cosa difícil de creer si tomamos en cuenta el auge de Internet y los smartphones) sin duda debemos estar preparados para un futuro de cambios inminentes.

Internet y los smarphones nos cambiaron la vida

Depende de nosotros que este cambio tecnológico se refleje en un cambio social positivo.

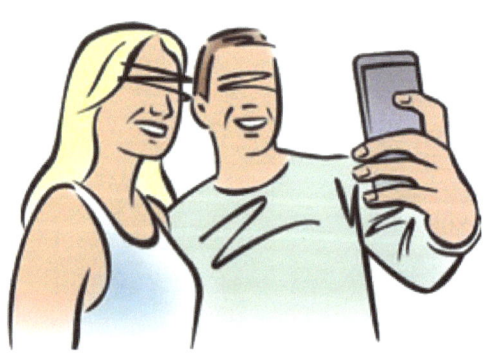

Los grandes retos para Ecuador
Sin duda los avances en tecnología seguirán cambiando la manera como vivimos y cómo enfrentamos la seguridad del paciente.

Pero también deberá servir para mejorar los servicios básicos en materia de salud sobretodo en sectores desprotegidos y que se encuentran fuera de las grandes ciudades.

Fuera de las principales ciudades del país (Quito, Guayaquil y Cuenca) se vive una realidad muy distinta en cuanto a atención al paciente. Aun con problemas de suministros insuficientes, poco personal y malas condiciones de atención.

El gran reto en materia de salud en general y en la seguridad del paciente en particular está en capacitarnos en las nuevas tecnologías, pero además en equilibrar la balanza de la desigualdad entre la seguridad de los pacientes.

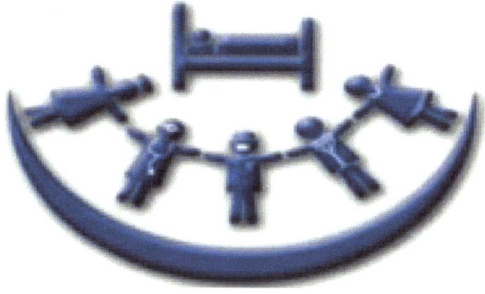

BIBLIOGRAFÍA

1. *Febles Rodríguez, J. P., & González Pérez, A. (2002). Aplicación de la minería de datos en la bioinformática. Acimed, 10(2), 69-76.*
2. *Miro, X., & Junqua, J. C. (2005). U.S. Patent Application No. 10/755,862.*
3. *Ljungblad, S., Kotrbova, J., Jacobsson, M., Cramer, H., & Niechwiadowicz, K. (2012, February). Hospital robot at work: something alien or an intelligent colleague?. In Proceedings of the ACM 2012 conference on Computer Supported Cooperative Work (pp. 177-186). ACM.*
4. *Hernández Betancourt, J. D. L. C., & Serrano Barrera, O. (2014). La medicina personalizada, la revolución genómica y el Sistema Nacional de Salud. Revista Cubana de Salud Pública, 40(4), 379-391.*
5. *Marin-Torres, V., Aliaga, J. V., Miró, I. S., del Castillo Vicente, M. I. S., Polentinos-Castro, E., & Barral, A. G. (2013). Internet como fuente de información sobre salud en pacientes de atención primaria y su influencia en la relación médico-paciente. Atención Primaria, 45(1), 46-53.*
6. *Moreno Rodríguez, M. A. (2006). Ética, tecnología y clínica. Revista Cubana de salud pública, 32(4), 0-0.*
7. *López-Cevallos, D., Chi, C., & Ortega, F. (2014). Consideraciones para la transformación del sistema de salud del Ecuador desde una perspectiva de equidad. Revista de Salud Pública, 16, 347-360.*

Acerca de la editora

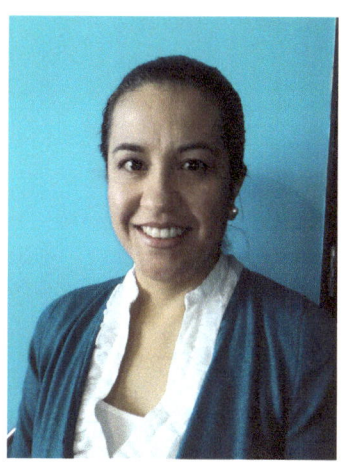

Soy Cristina Martínez, médico de profesión y salubrista de corazón. Hace varios años empecé este caminar por la salud pública en el que he desempeñado varios cargos importantes desde Directora General del Centro Gerontológico Tiempos Sabios, hasta uno de los más recientes, Directora Ejecutiva encargada de la Agencia de Aseguramiento de la Calidad de Salud y Medicina Prepagada, recibido en 2017 de la Ministra de Salud Pública.

Luego de lo cual tuve el cargo de médico de la Unidad de Calidad en el Hospital San Francisco de Quito perteneciente al IESS en donde puede adentrarme de manera operativa en el apasionante mundo de la Calidad de la Salud. En los varios roles desempeñados he tenido la enorme experiencia de escribir políticas públicas y normativa en salud pero uno de mis más profundos sueños, el escribir un libro, se cristaliza en la presente edición.

www.ingramcontent.com/pod-product-compliance
Lightning Source LLC
Chambersburg PA
CBHW041947240526
45473CB00036B/2413